Martine Perez
avec Béatrice Fervers

CANCER QUELS RISQUES ?

Si je fume, je bois, je mange mal, je vis dans une ville polluée...

Éditions Quæ

ISBN (papier): 978-2-7592-2831-7
ISBN (PDF) : 978-2-7592-2832-4
ISBN (ePub) : 978-2-7592-2833-1

Éditions Quæ
RD 10
78026 Versailles Cedex, France
www.quae.com

Cette collection s'adresse à un large public, non spécialiste des sujets traités, mais curieux de comprendre l'actualité.
Sous la direction d'un expert scientifique, chaque ouvrage est écrit par un journaliste dans un style vivant et très accessible, et couvre des questions de société variées, comme l'alimentation, la santé, l'environnement, les nouvelles technologies...
Une collection originale par son choix d'aborder ces problématiques sous l'angle de leur impact dans notre vie quotidienne.

La Nanorévolution
Comment les nanotechnologies transforment déjà notre quotidien
Azar Khalatbari, avec Jacques Jupille
2018, 152 pages

Les antibiotiques : c'est la panique !
Les solutions pour lutter contre la résistance des bactéries…
Étienne Ruppé
2018, 160 pages

Notre air est-il respirable ?
Le vrai du faux sur la pollution intérieure et extérieure
Lise Loumé, avec Francelyne Marano
2018, 168 pages

La douleur n'est pas une fatalité !
Comprendre et apprivoiser la douleur
Odile Robert, avec Bernard Calvino
2018, 184 pages

Quoi de neuf sur le sommeil ?
Bien dormir pour mieux se porter au quotidien
Anne Le Pennec, avec Sylvie Royant-Parola
2018, 192 pages

Déchets : changez-vous les idées !
Comment réduire et valoriser nos déchets au quotidien
Isabelle Bellin, avec Christian Duquennoi
2018, 184 pages

Le temps des robots est-il venu ?
Découvrez comment ils transforment déjà notre quotidien
Jean-Philippe Braly, avec Jean-Gabriel Ganascia
2017, 176 pages

Vivons la ville autrement
Des villes durables où il fait bon vivre au quotidien
Laurence Estival, avec Marjorie Musy
2017, 168 pages

Sommaire

Remerciements

Je tiens à remercier tout particulièrement certains experts qui m'ont consacré du temps et ont accepté de répondre à mes questions avec beaucoup de précision sur des sujets souvent complexes, qu'ils ont su aborder sans *a priori*, ainsi que Béatrice Fervers qui a accepté d'être la conseillère scientifique de ce livre.

Dr Marie-Christine Boutron, spécialiste en médecine interne et en nutrition, directrice de recherches Inserm

Julien Carretier, responsable de l'information des publics au sein du département Cancer et environnement du centre Léon-Bérard, docteur en santé publique

Pr Barbara Charbotel, professeur des universités, praticien hospitalier de médecine et santé au travail au CHU de Lyon

Jean-François Doré, directeur de recherche émérite à l'Inserm

Catherine Hill, épidémiologiste, ancien chef du service de Biostatistiques et d'épidémiologie de l'Institut Gustave-Roussy

Dr Paule Latino-Martel, directrice de recherche Inra, coordinatrice du Réseau national alimentation cancer recherche (Nacre)

Dr Pierre Lebailly, maître de conférences en Santé publique, unité de recherche interdisciplinaire pour la Prévention et le traitement des cancers, Université de Caen-Normandie

Pr Alain Puisieux, directeur du Centre de recherche en cancérologie de Lyon, directeur de la recherche fondamentale du Centre Léon-Bérard, professeur de l'Université Claude-Bernard

Salvatore Vaccarella, épidémiologiste et statisticien, Centre international de recherche sur le cancer, Lyon

Abeunt studia in mores

C'est avec une citation latine, mais d'une ardente modernité, que je me permets d'introduire la préface de cet ouvrage. « *Abeunt studia in mores* » : les études deviennent des habitudes !

En ma qualité de présidente de la Ligue contre le cancer, association maintenant centenaire qui, dès sa création, a hissé la prévention des cancers au rang de priorité individuelle et collective, je peux confirmer ce lien structurant entre les savoirs et les comportements. Avec l'esprit pionnier qui sied à la Ligue, attachée à objectiver toutes ses recommandations, toutes ses actions de prévention, je peux affirmer avec obstination que les savoirs et les connaissances sont des armes efficaces contre le cancer.

Pour prévenir les facteurs de risques de cancer, les contenir, lutter contre ou apprendre à les gérer, à l'échelle de la personne comme à l'échelle de la communauté, il faut les connaître et savoir se situer par rapport à eux. C'est à ce prix (en vérité modeste mais nécessairement rigoureux) que leur appropriation et la mobilisation peuvent potentialiser la connaissance et induire les changements de comportement attendus.

Cet axiome est désormais une certitude partagée par le plus grand nombre et l'on peut se réjouir que les décideurs aussi bien économiques, culturels que politiques l'aient compris et aient décidé de faire de la prévention en général et de la prévention des cancers en particulier, un axe de mobilisation générale de la société dans son ensemble.

La Ligue, en organisant les premiers états généraux de la prévention des cancers fin 2018 et réinventant ses plans d'action de la conception à l'application, participera à la hauteur de ses moyens mais avec une volonté de fer, à cette petite révolution citoyenne, culturelle, scientifique et sanitaire.

C'est donc fort logiquement que la Ligue et sa présidente saluent avec enthousiasme ce livre, vrai guide populaire et indispensable, qui permet à chacun de raviver ses connaissances, de les éclairer ou d'en acquérir, de telle sorte que chaque lecteur pourra s'en faire le promoteur pour lui-même et pour ses proches.

À l'ère des fausses nouvelles ou des mises à distance des risques sur lesquels l'on peut agir au profit de risques fantasmés ou instrumentalisés, cet ouvrage qui repose sur les dernières données scientifiques est un outil salutaire. Son approche concrète, didactique, presque incarnée, facilite pour le lecteur, son appropriation.

Professeur Jacqueline Godet,
présidente de la Ligue nationale contre le cancer

Connaître les causes du cancer pour s'en prémunir

Nous sommes abreuvés d'informations en tout genre sur le cancer. Les médias nous indiquent régulièrement que les résidus de pesticides sur les fruits et légumes nous menacent, que la pollution et les plastiques de notre environnement exacerbent le risque de cancer, que les antennes-relais constituent un danger, que l'alcool est toxique, tout comme les cigarettes ou les sucreries... Cette masse d'informations, contradictoires parfois, non hiérarchisées en général, ne permet pas aux citoyens non avertis d'adopter des comportements qui permettraient, tout au moins en partie, de se prémunir du cancer.

Beaucoup finissent par conclure que cette maladie est une fatalité tombée du ciel contre laquelle on ne peut rien. Ce n'est pas totalement exact. Nous avons une marge de manœuvre pour nous en prémunir en partie en réduisant certains risques, puisque 40 % des cancers sont dus à des causes évitables. Il serait donc possible de presque diviser par deux le nombre de cancers chaque année avec des changements de mode de vie. Sans doute aussi par méconnaissance, peu de personnes se donnent vraiment la peine d'adopter des comportements protecteurs. Ceci constitue un frein majeur à la prévention. Une information non moralisatrice, conforme aux données actuelles de la science, facilement accessible, compréhensible et adaptée aux besoins des publics, est une des clés pour faire évoluer nos comportements de santé. C'est l'objet de ce livre. Car encore aujourd'hui, beaucoup d'idées fausses circulent sur le sujet, qui influent sur notre façon de penser et d'agir sur notre santé et celle de notre entourage, à tous les moments de notre vie.

Avoir des sous-vêtements serrés ? Utiliser des déodorants ? Manger des OGM ? Bon nombre d'Européens sont persuadés que ces comportements augmentent le risque de cancer, sans pour autant que la démonstration n'en ait jamais été faite. Ce sont les résultats d'une enquête menée en Europe sur la perception des facteurs qui favorisent le cancer, présentés lors du congrès de la Société européenne d'oncologie médicale, qui ont révélé l'immensité des idées fausses bien ancrées sur le sujet[1]. En revanche, l'impact de l'alcool, de l'obésité ou du soleil dans la genèse des cancers est très minimisé selon cette enquête. Il apparaît aussi qu'une large partie de la population n'aime pas particulièrement l'idée de responsabilité individuelle dans la prévention du cancer, car cela implique pour s'en prémunir de changer des habitudes, parfois plaisantes, mais défavorables à sa santé. Les Européens préfèrent blâmer la génétique ou encore la société dans son ensemble. Près de 90 % des personnes interrogées dans cette enquête estiment que les facteurs génétiques jouent un rôle important. Alors que les mutations génétiques héréditaires sont impliquées dans seulement 5 à 10 % des cancers. Ou encore, plus des deux tiers des Français pensaient en 2015 que « la pollution provoque plus de cancers que l'alcool », alors que c'est faux : l'alcool est la seconde cause de cancer après le tabac, la pollution atmosphérique étant associée, elle, à un risque beaucoup plus faible. Il reste donc du chemin à faire…

Si l'explication de toutes les causes des cancers est loin d'être connue, et qu'il est encore très difficile, voire

1 Congrès de l'European Society for Medical Oncology (ESMO), extrait 1421, présenté le 30/09/2012.

impossible de connaître l'origine exacte d'un cancer pour un individu donné, sauf cas particulier, certains facteurs de risque ne souffrent d'aucun doute. Le rôle du tabac est établi dans 20 % des cancers et impliqué dans 85 % des cancers du poumon en particulier. L'alcool, à l'origine de 8 % de l'ensemble des cancers, est en cause dans les cancers de la gorge, de l'œsophage et du foie. L'obésité, la sédentarité, la malbouffe ont un impact important sur les cancers du sein, de la prostate, du côlon... Mais lorsque l'on demande aux Européens ce qu'il faudrait faire pour lutter contre le cancer, ils sont nombreux à suggérer, notamment dans cette enquête européenne, de manger bio ou de se soumettre à un régime détox... Ce qui n'a jamais été démontré. Les croyances erronées concernent aussi des aliments aux vertus « magiques », que l'on nous propose sur les sites Internet et réseaux sociaux, et qui peuvent entraver les bonnes décisions en matière de prévention.

Et pourtant, grâce à la recherche, nous en savons plus que jamais sur les causes et la prévention du cancer. Même s'il reste encore beaucoup de travail pour faire connaître et rendre accessibles les résultats des études à toute la population, pour qu'elle puisse en tirer les conséquences dans sa vie quotidienne. Cet ouvrage se propose donc de faire le point de la manière la plus précise possible sur les facteurs de risque et les facteurs protecteurs de cancer, les produits, les modes de vie, les circonstances connues, afin de donner des clés à chacun pour agir.

Bien sûr, les plus rétifs aux changements de comportement rétorqueront qu'ils ont un grand-père qui a bu toute sa vie et qui n'en est pas mort, un grand-oncle ayant atteint un âge canonique et qui fume encore, une tante toute ridée qui a passé sa vie au soleil et qui va très bien... C'est vrai qu'en matière de cancers, l'inégalité est de rigueur : certains en sont victimes malgré un comportement « vertueux », d'autres passent à travers malgré des comportements plus à risque. Le cancer est une maladie multifactorielle, autrement dit elle implique plusieurs facteurs dans son développement. La plupart des cancérogènes, comme le tabac, les rayons UV, ne sont ni une cause nécessaire, ni une cause suffisante. C'est-à-dire que le fait de fumer ne conduit pas obligatoirement au cancer. En revanche, quelqu'un qui n'a jamais fumé peut très bien développer un cancer du poumon. Nous ne connaissons en fait qu'un seul facteur nécessaire et suffisant pour provoquer le cancer : l'infection par le virus du papillome humain (HPV) responsable du cancer du col de l'utérus.

Mais de manière générale, il n'en demeure pas moins que les cancers de l'œsophage frappent plus les buveurs excessifs d'alcool que les abstinents, et ceux du poumon plus les fumeurs que les non-fumeurs. Il faut savoir que lorsqu'un produit est qualifié de « facteur de risque » de cancer, cela indique une probabilité statistique. Par exemple, fumer expose à un risque de cancer du poumon important, multiplié par 10 ou 20 par rapport à un non-fumeur, mais sans que la survenue de maladie soit une fatalité absolue. Vous pouvez y échapper, en fumant. Mais peut-être pas. Notre expérience, ne serait-ce que personnelle, nous a appris que bien des fumeurs sont victimes de cancer de poumon, mais pas tous. À ces inégalités individuelles face au cancer, s'ajoutent des inégalités sociales. Ainsi le risque de décéder par cancer est près de deux fois plus élevé chez les hommes les moins diplômés comparés aux plus diplômés. Le cancer est la principale cause des inégalités sociales en matière de santé. Cela s'explique en partie par des différences en termes de comportements ainsi que par l'existence d'autres expositions, professionnelles et environnementales.

Cet ouvrage offre aussi une occasion de bien hiérarchiser les facteurs de risque de cancer qui nous concernent. Il y a également beaucoup de confusion sur le sujet. Prenons comme exemple plusieurs facteurs de risque avérés de cancer du poumon : le tabac, les expositions professionnelles (par exemple à l'amiante ou aux fumées de soudage) et la pollution de l'air. Ces trois facteurs majorent tous le risque de cancer du poumon, mais pas du tout de la même façon. Ainsi, le tabac s'impose comme le premier facteur de risque évitable de cancer, en multipliant jusqu'à 20 le risque de cancer, selon le nombre de cigarettes quotidiennes et la durée du tabagisme. Les expositions professionnelles ne viennent que loin derrière, avec une multiplication du risque qui sans être négligeable plafonne à 1,5 voire 2 ou occasionnellement 3. Quant à la pollution atmosphérique, elle augmente le risque de cancer du poumon de seulement 10 %, c'est-à-dire qu'elle le multiplie par 1,1. Il s'agit sur le plan individuel du risque le plus faible. En revanche, puisque l'exposition à la pollution de l'air est très répandue à l'échelle de la population, le nombre de cancers attribuables à cette exposition peut être conséquent.

Environ 4 cancers sur 10 seraient évités si l'exposition aux facteurs environnementaux et au mode de vie étudiés était réduite à un niveau optimal, c'est-à-dire qu'en éliminant le tabac (29 % des cancers chez l'homme et 9 % chez la femme), l'alcool (8 %), l'obésité (5 à 6 %), certaines infections (4 % attribuables aux virus HPV et de l'hépatite B et C, au papillomavirus et à *Helicobacter pylori*), les expositions à des cancérogènes sur le lieu de travail (4 %, avec 6 % chez les hommes et 1 % chez les femmes), et en luttant contre la pollution atmosphérique (1 % de l'ensemble des cancers), ainsi que d'autres facteurs pour lesquels la part attribuable est plus difficilement chiffrable, comme les pesticides et d'autres expositions environnementales... il serait possible, au moins d'un point de vue théorique et statistique, d'éviter 160 000 cancers par an en France. Les stratégies pour y parvenir sont basées sur des changements de comportements individuels et collectifs. Les politiques publiques visent notamment à développer des messages adéquats, à prendre les mesures adaptées pour inciter les populations à se les approprier dans leur vie quotidienne. Hélas, les questions de prévention des cancers et des moyens d'agir dans ce domaine demeurent insuffisamment abordées dans les médias.

Quelques chiffres. Pour l'année 2017, Santé publique France a estimé à 400 000 le nombre de nouveaux cas de cancer en France : 214 000 chez l'homme et 186 000 chez la femme[2]. Si la mortalité par cancer diminue régulièrement, celui-ci est toutefois la première cause de mortalité au plan national. Les estimations évaluent à 150 000 le nombre de décès attribuables au cancer en 2017, 56 % concernant l'homme (84 000 décès) et 44 % la femme (66 000 décès).

Près d'un Français sur deux sera touché par un cancer au cours de sa vie. Pour l'homme, le cancer de la prostate reste le plus fréquent (48 400 cas par an), suivi du cancer du poumon (32 300 cas). Pour la femme, le cancer du sein reste le plus fréquent (59 000 cas) suivi par celui du côlon (20 800 cas).

On note plus récemment une stabilisation du nombre de nouveaux cancers chez l'homme et un ralentissement de l'augmentation chez la femme. L'incidence de plusieurs cancers continue à augmenter, par exemple les cancers du poumon chez la femme, les cancers du pancréas, des

2 Jéhannin-Ligier K. *et al.*, 2018. Projection de l'incidence et de la mortalité par cancer en France métropolitaine en 2017, rapport technique, Santé publique France.

testicules, les tumeurs cérébrales et les hémopathies malignes. Mais on en observe d'autres dont le nombre de nouveaux cas diminue, notamment ceux du col de l'utérus, des voies aérodigestives supérieures, de l'œsophage et de l'estomac, celui du poumon chez les hommes. Cette baisse reflète l'impact direct des mesures de prévention comme le dépistage des lésions précancéreuses du cancer du col de l'utérus ou la diminution de la consommation d'alcool pour celui de l'œsophage, du tabac pour celui du poumon chez l'homme…

Ainsi le nombre de cancers du poumon baisse chez les hommes légèrement tous les ans (0,3 %) depuis 2000, tandis que chez la femme il est toujours en forte augmentation, conséquence d'un tabagisme féminin qui a été plus tardif[3]. Chez la femme, la — petite — baisse de l'incidence observée pour le cancer du sein est en grande partie liée à la diminution de la prescription des traitements hormonaux de la ménopause ou de leur durée.

Pour le cancer de la prostate, la diminution de l'incidence observée depuis 2005 correspond à la prise de conscience par les professionnels de santé et la population du risque de « sur-diagnostic » lié à l'utilisation du dosage du PSA (*Prostate Specific Antigen* ou antigène spécifique de la prostate) comme test de dépistage et à une utilisation plus raisonnée de ce test. La diminution de l'incidence et de la mortalité des cancers de l'estomac s'explique par les modifications des habitudes alimentaires et par la diminution du nombre de personnes infectées par *Helicobacter pylori*. En revanche, le nombre de nouveaux cas et de décès par cancer du pancréas continue à s'élever chez la femme, mais se stabilise chez l'homme. Les causes restent

3 Malvezzi M. *et al.*, 2018. European cancer mortality predictions for the year 2018 with focus on colorectal cancer. *Annals of Oncology*, 29 (4), 1016-1022.

en partie à déterminer, mais le tabagisme est un facteur de risque, tout comme le surpoids, l'obésité et le diabète…

Autant de preuves que la prévention a vraiment un impact sur le risque de cancers. Il est possible d'en faire disparaître un certain nombre, quatre cancers sur dix, grâce aux politiques de prévention menées en ce sens. Mais aussi grâce à la prise de conscience individuelle du fait que chacun peut agir sur sa santé.

1

COMMENT SE FORMENT LES CANCERS ?

Pourquoi le cancer ? Pourquoi certaines personnes sont touchées par la maladie et d'autres épargnées ? Certains organismes sont-ils plus vulnérables ? Que se passe-t-il dans nos cellules pour expliquer le déraillement de l'une d'entre elles ?

Depuis l'Antiquité, les rumeurs sont allées bon train sur les raisons de l'émergence du cancer, avec des interprétations plus ou moins ésotériques ou moralisatrices. Mais depuis plusieurs décennies, la science a pris largement le dessus. Le voile s'est levé progressivement sur les mécanismes complexes qui entrent en jeu dans la genèse des cellules cancéreuses puis des tumeurs, même si la médecine n'est pas toujours en mesure d'expliquer l'inégalité des individus face au cancer. On progresse toujours dans la compréhension, parfois par tâtonnements. Dans tous les cas, la compréhension des mécanismes et des facteurs à l'origine des cancers ouvre la voie vers la prévention et la mise au point de nouveaux traitements. On sait ainsi aujourd'hui que les cancers naissent de cellules au départ saines, devenues anormales à la suite d'altérations accumulées dans leur patrimoine génétique.

Ces altérations vont alors dérégler les systèmes qui permettent normalement le contrôle de la division cellulaire.

En outre, il n'y a pas un cancer mais des cancers. D'abord, le développement des cellules malignes peut toucher quasiment tous les organes. Les poumons, le foie, le cerveau, le pancréas, l'œsophage, la gorge, la peau, les os, le sang... Et au sein d'un même organe, on peut voir différents types de cancers avec des caractéristiques très différentes.

Face à cet ennemi susceptible de nous attaquer sur différents fronts, nous ne sommes pas pour autant totalement démunis. Aujourd'hui, globalement, on connaît pour environ 40 % des cancers les causes et facteurs qui les favorisent (on parle de facteurs de risque) et la manière dont ceux-ci procèdent. Parmi eux, le tabac, l'alcool, une alimentation déséquilibrée, l'obésité, la sédentarité, l'exposition au soleil, certains virus, certaines substances présentes en milieu professionnel ainsi que des facteurs environnementaux auxquels nous sommes exposés au cours de notre vie... S'ajoutent aussi environ 5 à 10 % de cancers d'origine héréditaire liés à des prédispositions génétiques. Si pour plusieurs facteurs un lien de causalité est établi, il existe néanmoins des zones grises, faites de manque de données probantes, d'incertitudes et de controverses, notamment sur l'impact de certaines expositions telles que les expositions aux perturbateurs endocriniens, à certains pesticides et autres substances présentes dans notre environnement...

Enfin, la part des cancers attribuables au hasard et à la survenue de mutations « malchanceuses », lors de la division des cellules, fait l'objet d'un vif débat. Considéré par certains comme le facteur principal, le hasard aurait, pour d'autres, une contribution modérée au développement des cancers.

UN PROCESSUS QUI PEUT PRENDRE DE NOMBREUSES ANNÉES

Le processus qui mène de l'apparition d'une anomalie cellulaire à la formation d'une tumeur maligne est long. Il peut se dérouler sur plusieurs années, voire plusieurs dizaines d'années, en fonction des tumeurs. On sait par exemple maintenant que certaines expositions *in utero* et pendant l'enfance peuvent favoriser l'apparition de cancers à l'âge adulte.

Au commencement est une cellule normale. Mais c'est au fil des divisions cellulaires, qui sont le quotidien de la plupart de nos organes, que les choses peuvent se gâter. Fort heureusement, nombre de cellules cancéreuses qui apparaissent après des mutations génétiques ou des divisions cellulaires mal exécutées ne prospéreront pas. Le corps a en effet les moyens de se défendre contre ces cellules viciées, en les réparant, lorsque c'est possible, ou en les éliminant. Il dispose de toute une batterie d'outils naturels qui nous prémunissent de manière très efficace contre la maladie. Pourquoi alors dans certains cas la cellule anormale prend-elle le dessus ? C'est toute la question. Pour tenter d'y répondre, même de manière incomplète, il faut partir en exploration au plus profond de notre organisme, jusqu'au cœur de nos cellules.

À l'origine de tout, la division cellulaire

Chaque être humain trouve son origine dans un embryon originel, issu de la rencontre entre un spermatozoïde et un ovocyte, dont les cellules se démultiplient en permanence. Après la naissance, le corps continue de se développer jusqu'à constituer 100 000 milliards de cellules !

Et cette division cellulaire se poursuit tout au long de la vie, nos cellules mourant après avoir été remplacées. Pour comprendre le cancer, il faut se rendre compte du rythme effréné auquel notre corps se régénère en permanence. À chaque seconde, 20 millions de divisions cellulaires s'opèrent dans notre organisme.

Un mécanisme bien huilé sauf quand…

La cellule est l'unité de base de la vie. Elle contient en son sein un noyau, qui renferme 23 paires de chromosomes, constitué de ce qu'on appelle l'ADN, porteur de tous nos gènes, c'est-à-dire de notre patrimoine génétique. Les cellules saines de l'organisme se multiplient de manière contrôlée, par division cellulaire. Elles sont programmées pour ne se multiplier qu'un nombre limité de fois. Au bout d'un certain nombre de divisions ou lorsqu'elles présentent des altérations qui ne sont pas réparables, elles meurent. La vie des cellules est ainsi sous le contrôle de deux mécanismes : le cycle cellulaire, qui conduit à la fabrication de cellules par division, et l'apoptose, processus de mort cellulaire qui conduit à la destruction des cellules vieilles ou abîmées. À l'inverse, la multiplication des cellules cancéreuses échappe à tout contrôle. Ces cellules peuvent se diviser à l'infini. Elles ont en outre acquis la capacité d'induire la formation de vaisseaux sanguins qui vont fournir l'oxygène et les nutriments nécessaires à leur multiplication.

Dans l'immense majorité des cas, ces divisions cellulaires se déroulent parfaitement. Mais dans ce tourbillon biologique qui nous dépasse totalement, et dont nous n'avons même pas conscience, parfois de petits *bugs* surviennent. Quelques cellules en se divisant vont faire des erreurs et présenter des anomalies. Est-ce là le début du cancer ? Le plus souvent non. Les 20 millions de cellules qui se divisent à chaque seconde peuvent produire quelques cellules présentant une anomalie génétique. Au sein de ces cellules, sur un de leurs chromosomes, un gène a été mal recopié et présente un changement, une mutation. Pour quelle raison ? Nous ne le savons pas avec précision. Sans doute par les lois de la nature qui sont aussi celles des grands nombres. Faut-il à cet instant s'inquiéter des conséquences néfastes que cette cellule déviante est susceptible de nous causer ? Certes non. Il n'y a pas encore péril en la demeure. L'immensité du corps humain est aussi une sorte de société idéale où la police des cellules agit en douceur pour empêcher le mal de se développer. Mais cette police qui gère la réparation d'anomalies ou l'élimination des cellules anormales, il faut le savoir, se fatigue avec l'âge et devient moins vigilante, moins efficace. D'ailleurs, l'âge est le premier facteur de risque de cancer.

Tout commence donc par une première dérégulation de la cellule. Une mutation génétique accidentelle ou provoquée par un cancérogène survient en son sein. Le premier facteur responsable de cancer est le principe même de la vie de notre organisme : nos cellules se divisent et toute division peut être à l'origine d'une mutation.

On entend souvent des personnes se demander : pourquoi y a-t-il autant de cancers ? En réalité, on devrait se demander pourquoi il y en a aussi peu. Rendez-vous compte ! Au moment où la cellule se divise en deux, elle doit répliquer, dans le bon ordre et sans faute, les 3 milliards de paires de bases qui sont les molécules chimiques du génome humain. Alors bien sûr, une erreur est toujours possible dans ce travail de titan.

Quand le policier de la prolifération cellulaire perd le nord

Lorsqu'une mutation se produit sur un gène de façon accidentelle ou provoquée par des facteurs cancérogènes, le fascinant mécanisme de la vie a prévu un dispositif pour réparer ces aberrations génétiques. Bien équipé pour repérer les cellules dérégulées, l'organisme est à même de réparer certaines anomalies. S'il n'y arrive pas, il déclenche d'autres mécanismes capables d'éliminer ces cellules anormales. Ce système de surveillance est activé en permanence pour protéger l'organisme des modifications qui pourraient affecter l'ADN.

Le premier système d'alerte est installé au sein même de chaque cellule. Après une ou deux mutations, la cellule est encore à peu près normale. Ses anomalies pourraient presque passer inaperçues et se transmettre lors des divisions cellulaires successives… sauf pour un gène policier, qu'elles vont alerter : le gène *p53* qui a un rôle central dans la régulation de la prolifération cellulaire et la mort programmée de chaque cellule. Quand les divisions cellulaires deviennent excessives, *p53* entre en action et bloque toute nouvelle possibilité de division. La cellule devient alors sénescente, c'est-à-dire incapable de se diviser à nouveau. Cette stratégie, très efficace pour empêcher la prolifération de cellules contenant des mutations, a été clairement démontrée. *P53* est le gardien de notre organisme, il constitue une barrière dite « onco-suppressive ».

Le gène et la protéine *p53* ont été découverts en 1979. À cette époque, les scientifiques ont d'abord pensé qu'il s'agissait d'un oncogène (c'est-à-dire d'un gène promoteur de cancer). Ils ont rapidement compris qu'il jouait en réalité un rôle majeur dans la réparation des dommages de l'ADN. Le gène *p53* est donc un facteur suppresseur de tumeur qui tire la sonnette d'alarme lorsque l'ADN est endommagé, en réparant l'ADN ou en induisant la mort cellulaire (l'apoptose).

Malheureusement, des mutations sur le gène *p53* peuvent entraver son activité. Des études ont précisément montré que *p53* est muté dans environ la moitié des cancers. Et dans ce cas, il n'est plus capable d'assumer correctement son rôle. Il laisse passer des mutations sans réagir comme il conviendrait. Il existe alors un risque que la cellule se transforme en cellule cancéreuse.

Le hasard de la loterie génétique

Si une mutation en général est un phénomène assez fréquent, banal, au sein d'une cellule, et le plus souvent sans conséquence sur la santé, parfois, le sort s'en mêle et elle tombe sur un gène plus stratégique. Et c'est là où les ennuis pourraient commencer si la mutation n'est pas réparée et si la cellule échappe à la mort ordonnée par « la police ». Ainsi, si la mutation touche un gène qui contrôle la prolifération cellulaire, ou si elle frappe un gène qui régule le vieillissement et la mort de la cellule, un tout premier pas est franchi vers un risque de prolifération incontrôlée. En jargon, les chercheurs disent que la cellule est alors « initiée ».

Cela n'est pas encore catastrophique, mais pas tout à fait anodin non plus, car une mutation touchant un gène qui favorise la prolifération cellulaire va contribuer à affranchir la cellule des règles strictes contrôlant la division cellulaire. De même, si le gène qui régule la mort de la cellule est perturbé, celle-ci ne sera pas détruite, même si elle présente des anomalies ou encore si elle a fait son temps.

Ce type de mutation va avoir sur cette cellule deux conséquences majeures. D'une part, elle va se mettre à se diviser plus rapidement que les autres. D'autre part, elle va devenir plus résistante. Elle aura une capacité de survie supérieure à celle de ses congénères dites « normales ». Prenons une image : imaginez un pays où un groupe de population aurait plus d'enfants et vivrait plus longtemps que la moyenne de ses concitoyens. Eh bien, en quelques décennies, cette population prendrait assez rapidement le dessus sur les autres groupes de la population en termes numériques.

Entre quatre et dix mutations sont nécessaires

Fort heureusement, nous n'en sommes pas encore là. À ce stade, il ne s'agit que du début d'un processus fondamental, identifié par la biologie moderne. Ce premier évènement ne signifie nullement que l'organisme va développer un cancer. Il est rare qu'une seule mutation soit suffisante pour entraîner la transformation maligne de la cellule. Le plus souvent, seule une succession de mutations au sein d'une même cellule affectant certains gènes précis, aura la capacité de faire évoluer une cellule saine en une cellule cancéreuse. Le nombre de mutations nécessaires varie considérablement selon les différents types de cancer. Les études les plus récentes ont démontré qu'il faut le plus souvent entre quatre et dix mutations pour qu'une cellule normale devienne une cellule cancéreuse[4]. La cellule transformée se met alors à proliférer en reproduisant à chaque fois l'anomalie de l'ADN dont elle est porteuse, sans que cela ne pose encore de problème.

Puis d'autres mutations surviennent… Pour quelles raisons ? Elles sont multiples. Le hasard est encore de la partie. La prolifération de la cellule initiée va favoriser l'accumulation d'autres altérations. Les modes de vie, l'environnement ont aussi leur mot à dire, tout comme certains facteurs internes tels que les hormones. Sous l'influence répétée de ces facteurs, certains mécanismes

4 Martincorena I. *et al.*, 2017. Universal patterns of selection in cancer and somatic tissues. *Cell*, 171 (5), 1029-1041.

qui contrôlent la multiplication cellulaire vont se déréguler. Au fur et à mesure de ces nouvelles mutations, la cellule évolue vers la malignité. Il s'agit d'une progression lente, parfois sur plusieurs décennies et qui n'est pas inexorable. Il n'est pas dit que ce soient les cellules déviantes qui l'emporteront sur les cellules saines. Au plus profond de notre organisme, nous l'avons vu, un système de défense et de réparation veille en permanence.

Il y a des stades de prolifération cellulaire dits précancéreux qui peuvent en rester là. Ou bien le processus peut continuer et aboutir au stade de cancer. Alors la cellule dite initiée va proliférer de façon incontrôlable, former une tumeur, acquérir la capacité de former des vaisseaux sanguins qui vont l'alimenter. Ces cellules cancéreuses peuvent aussi migrer dans l'organisme pour former des métastases, à distance de la cellule cancéreuse initiale...

QUELLES SONT LES CARACTÉRISTIQUES DES CANCÉROGÈNES ?

La compréhension du développement des cancers et des mécanismes d'action des cancérogènes a beaucoup évolué. On sait que les cancérogènes peuvent agir à plusieurs étapes *via* différents mécanismes entraînant diverses altérations au niveau du génome et du fonctionnement de la cellule. Beaucoup de substances ont été identifiées comme favorisant les mutations, mais il y a d'autres mécanismes par lesquels les cancérogènes peuvent agir, comme le stress oxydant, le fait de provoquer une inflammation chronique, des modifications épigénétiques, ou d'altérer le système immunitaire.

Un trait fréquent des cancérogènes est ainsi leur capacité à induire un stress oxydant (amiante, rayonnements ionisants, agents infectieux, etc.) qui provoque la production de radicaux libres, produits de dégradations de l'oxygène. Il a été démontré que ces radicaux libres augmentaient le risque de mutation. Malheureusement,

Qu'est-ce qu'un facteur de risque de cancer ?

Un facteur de risque est un élément qui accroît de manière significative le risque qu'un cancer se développe au sein d'un organisme. Mais attention, ces facteurs élèvent le risque. Cela ne signifie pas que ceux qui y sont exposés auront tous un cancer. Ils auront un risque plus élevé que ceux qui ne sont pas exposés. En revanche, vous l'avez sans doute compris, ne pas être exposé n'est pas une garantie absolue de ne pas avoir de cancer. Un facteur de risque indique une probabilité statistique.

De nombreuses substances et facteurs de risque cancérogènes sont désormais identifiés : parmi les plus connus, le tabac, l'alcool, le soleil, certains virus… Il est important de comprendre à quel point le cancer est une maladie multifactorielle.

Si en l'état actuel de la science, aucun moyen ne permet d'empêcher les mutations survenant au hasard, on sait en revanche, aujourd'hui, se protéger contre un certain nombre de substances cancérogènes. Proscrire ces substances est le meilleur moyen de prévenir le cancer.

Il est établi scientifiquement que le tabac est responsable de 80 % des cancers du poumon (et aussi de nombreuses autres tumeurs). À noter que le tabac est un facteur de risque majeur, puisqu'il serait en cause dans environ 20 % des cancers. Les mécanismes sont désormais établis avec certitude et précision. Pas moins de six mutations génétiques liées à la consommation de tabac ont été mises en évidence. Le rôle de l'alcool, notamment dans l'apparition des cancers des voies digestives hautes, et celui du soleil dans les cancers de la peau sont également démontrés.

Bien sûr, la suppression du tabac et la réduction drastique de l'alcool (pour ne prendre que ces deux exemples) ne sont pas des garanties absolues. Aucun médecin ne vous certifiera que si vous cessez de fumer et de boire vous n'aurez aucun cancer du poumon ou de la gorge. Mais il s'agit sans nul doute du meilleur moyen de diminuer les risques de façon importante.

il n'a jamais été prouvé que la consommation de compléments alimentaires contenant des agents antioxydants permettait de réduire le risque de cancer.

D'autres agents, comme les infections ou encore les fibres d'amiante, contribuent au développement de certains cancers en induisant une inflammation chronique.

L'absence de réponse du système immunitaire induite par certains cancérogènes favorise la survie et la croissance de clones tumoraux, c'est-à-dire de cellules issues d'une cellule initiée qui auraient été éliminées, en temps normal, par un système immunitaire compétent. Enfin, les cancérogènes peuvent aussi se caractériser par leur capacité à interagir avec les récepteurs hormonaux et perturber ainsi la signalisation intracellulaire. C'est le cas des perturbateurs endocriniens.

Des virus oncogènes de différentes familles (Epstein-Barr, hépatites B et C, papillomavirus, etc.) ont développé des stratégies visant à inhiber le vieillissement cellulaire (sénescence) et la mort cellulaire, et à rendre immortelles les cellules de leurs tissus cibles.

Comment identifier les facteurs de risque dans notre mode de vie ?

Il reste néanmoins assez difficile de démontrer que tel ou tel facteur de notre environnement accroît le risque de cancer. D'où les batailles d'experts et pseudo-experts sur les pesticides, les perturbateurs endocriniens, le téléphone portable…

L'analyse des éventuels effets cancérogènes des modes de vie, des produits de notre environnement ou du milieu de travail repose sur plusieurs types d'études : les études épidémiologiques chez l'homme, les études expérimentales chez l'animal de laboratoire, et des études *in vitro*, sur culture de cellules, pour comprendre les mécanismes en cause.

Les enquêtes épidémiologiques chez l'homme représentent une stratégie importante dans la mise en évidence des facteurs de risque de cancer. Par exemple, dans les années 1940, en Angleterre, des médecins ont constaté une explosion des cancers du poumon, dont ils ne comprenaient pas la cause. Ils ont mené des études épidémiologiques dites cas-témoins, c'est-à-dire qu'ils ont comparé le mode de vie d'un groupe de malades souffrant de cancer du poumon à celui d'un groupe de personnes de même âge en bonne santé. Ils se sont rendu compte que la seule différence évidente entre les deux groupes, c'était que les malades fumaient presque tous, contrairement au groupe témoin.

Ces études épidémiologiques mettent en évidence un lien statistique, qui est à interpréter avec prudence car des biais sont possibles. Par exemple, les hommes ont plus de cancer du poumon que les femmes. Est-ce que le sexe influence le risque ? Non, c'est simplement parce qu'ils fument plus. Autre exemple : les hommes qui ont des surconsommations d'alcool ont plus de cancer du poumon. Est-ce l'alcool qui est en cause ? Absolument pas. En revanche, il a été observé que les personnes qui boivent beaucoup sont aussi plus souvent dépendantes du tabac. L'alcool est un facteur de confusion, mais ne joue aucun rôle causal dans le cancer du poumon. Il est donc toujours important d'examiner si d'autres facteurs peuvent être responsables des résultats observés. L'identification d'un facteur de risque repose sur plusieurs études épidémiologiques montrant des résultats convergents. En revanche, le plus souvent, elles ne permettent pas de déterminer s'il existe un lien causal. C'est néanmoins grâce à ces études épidémiologiques que les facteurs de risques ont pu être mis progressivement en lumière. Pour confirmer un lien causal, les observations issues des expérimentations sont importantes pour démontrer l'effet toxique d'un produit et comprendre par quels mécanismes il peut provoquer le cancer. Les données mécanistiques prennent de plus en plus d'importance dans la compréhension du potentiel cancérogène des agents.

L'étude des cancérogènes repose donc sur :

– des études épidémiologiques chez l'homme pour mettre en évidence une association entre un cancer et un ou plusieurs facteurs qui le favoriseraient ;

– des études expérimentales sur l'animal, afin de voir si l'on peut reproduire l'effet suspecté de ce facteur chez l'homme (tous les cancérogènes connus chez l'homme sont également cancérogènes dans les modèles animaux) ;

– des recherches *in vitro*, sur culture de cellules, pour comprendre les mécanismes toxiques en cause.

Ce trépied qui permet de faire un lien entre un agent de l'environnement et le cancer a été établi par Sir Bradford Hill, un épidémiologiste anglais, en 1965. Pour dire qu'un facteur est cancérogène, plusieurs critères doivent donc être réunis. Il faut d'abord que cette association entre le facteur environnemental et le cancer soit suffisamment forte, que cette association soit retrouvée de manière cohérente par plusieurs études, que l'on en comprenne les mécanismes, et qu'il existe une relation dose-effet, c'est-à-dire que plus l'exposition aux facteurs de l'environnement augmente et plus le risque s'accroît aussi.

Cette dernière notion est d'ailleurs à revoir à la lumière de nos connaissances sur les perturbateurs endocriniens, qui peuvent avoir des effets plus importants ou différents, à faibles doses qu'à fortes doses. Aussi, pour les perturbateurs endocriniens, ce serait le moment de la vie où l'exposition a lieu qui jouerait un rôle dans la genèse des cancers. Jusque-là, on pensait que « la dose fait le poison », comme le disait le médecin et philosophe du xve siècle Paracelse. Désormais, on peut aussi dire que le moment de l'exposition fait le poison, en ce qui concernerait en tout cas les perturbateurs endocriniens.

Le premier facteur de risque de cancer est le principe même de la vie

Nos cellules se divisent et toute division peut être à l'origine de mutations. Il y a aussi des facteurs non modifiables : la génétique, le vieillissement et le hasard, quelle que soit la part attribuable à ce dernier.

Mais il existe des facteurs sur lesquels nous pouvons agir et qui sont impliqués dans 40 % des cancers. Ce n'est pas rien. Nous pouvons contribuer à diminuer une partie non négligeable des cancers. Nous ne sommes pas seulement des pantins entre les mains de la génétique et de la prolifération cellulaire. Nous avons notre mot à dire. Les chapitres suivants visent à vous dire comment et à la fin du livre, vous trouverez une synthèse des repères pour prendre soin de soi et prévenir le risque de cancer.

Les principaux facteurs de risque de cancer par organes

Localisations des cancers		Facteurs de risque cancérogènes
Voies aérodigestives supérieures	Cavité buccale et pharynx	Tabagisme, alcool Papillomavirus humain de type 16
	Amygdales	Papillomavirus humain de type 16
	Nasopharynx	Tabagisme Formaldéhyde (solvant présent dans de nombreux milieux professionnels, polluant fréquent de l'air intérieur issu des meubles, moquettes, produits détergents...) Poussières de bois Virus d'Epstein-Barr
Organes digestifs	Œsophage	Tabagisme, alcool, surpoids et obésité
	Estomac	Tabagisme Bactérie *Helicobacter pylori* Industrie de fabrication du caoutchouc
	Côlon et rectum	Tabagisme, alcool, surpoids et obésité, manque d'activité physique Consommation de viande transformée, charcuterie
	Anus	Papillomavirus humain de type 16 Virus de l'immunodéficience humaine de type 1 (HIV)
	Foie et voies biliaires	Tabagisme (chez les fumeurs et leurs enfants) Alcool, surpoids et obésité Virus de l'hépatite B et C Aflatoxines (toxines produites par des moisissures) Contraception œstroprogestative
	Pancréas	Tabagisme, surpoids et obésité
Organes respiratoires	Fosses nasales et sinus de la face	Tabagisme Poussières de bois ou de cuir Composés du nickel (en milieu professionnel)
	Larynx	Tabagisme, alcool Amiante
	Poumon	Tabagisme actif ou passif Amiante Expositions professionnelles chez les peintres Poussières de silice cristalline Fumées de soudage Pollution atmosphérique (en tant que mélange et particules fines) Gaz d'échappement des moteurs diesel Arsenic dans l'eau potable Supplémentation en bêta-carotène

Peau et mésothéliome	Peau (mélanome)	Rayonnement solaire Appareils de bronzage émettant des UV
	Peau (autres tumeurs malignes)	Rayons ultraviolets A Rayonnement solaire
	Mésothéliome (plèvre et péritoine)	Amiante
Seins et organes génitaux féminins	Seins	Alcool Surpoids et obésité (après la ménopause) Contraception œstroprogestative Traitement hormonal (œstroprogestatif) substitutif de la ménopause
	Vulve	Papillomavirus humain de type 16
	Vagin	Papillomavirus humain de type 16
	Col utérin	Tabagisme Papillomavirus humain de divers types Contraception œstroprogestative
	Endomètre	Surpoids et obésité Traitement hormonal (œstrogénique ou œstroprogestatif) substitutif de la ménopause
	Ovaire	Tabagisme Amiante Traitement hormonal (œstrogénique) substitutif de la ménopause
Organes génitaux masculins	Pénis	Papillomavirus humain de type 16
Voies urinaires	Rein	Tabagisme Surpoids et obésité Trichloroéthylène (solvant)
	Vessie	Tabagisme Expositions professionnelles chez les peintres
Organes visuels	Œil	Appareils de bronzage émettant des UV Fumées de soudage
Tissus hématopoïétiques (moelle osseuse, ganglions lymphatiques)	Leucémie	Tabagisme Benzène (essence, fumée de cigarette…) Formaldéhyde
	Lymphome	*Helicobacter pylori* Virus de l'hépatite C Virus d'Epstein-Barr Certains pesticides

Ce tableau ne recense évidemment pas tous les cancers possibles mais synthétise les principaux facteurs de risque abordés dans cet ouvrage. D'après le Centre international de recherche sur le cancer, l'Institut national du cancer et le World Cancer Research Fund.

2

LES CLÉS D'UNE ALIMENTATION SAINE POUR PRÉVENIR LE CANCER

L'alimentation est un facteur de risque majeur pour plusieurs cancers. De manière générale, le mode de vie occidental — « malbouffe », « sur-bouffe », sédentarité et temps passé sur écrans — est en cause.

La recherche ou la production de nourriture a toujours été pour l'homme une condition de survie. Selon les généticiens et les nutritionnistes, les nombreuses périodes de disette et de famine auraient contribué à sélectionner les humains capables d'accumuler facilement les graisses, les autres ne survivant pas. Nous sommes les descendants de ces êtres humains soumis à des famines et qui avaient la capacité de stocker les graisses. Sauf que nous ne sommes plus exposés à la faim, en particulier dans les pays occidentaux. Au contraire, nous avons une alimentation excessive, trop riche, trop grasse, trop salée, trop sucrée. Et nous continuons, du fait de cette sélection génétique, à engranger malgré tout et trop vite les graisses, et à grossir.

De surcroît, nos ancêtres, pour rechercher leur pitance, devaient courir, chasser, attraper, bouger, se déplacer, couper du bois, faire du feu, chercher de l'eau, cueillir, ramasser, semer... Aujourd'hui, les activités physiques de l'être humain des pays développés sont facilitées, plus limitées, quand elles ne se réduisent pas chez certaines populations urbaines à leur plus simple expression : il suffit d'appuyer sur différents boutons pour avoir de la chaleur, de l'eau, de la lumière, pour se déplacer, pour se faire livrer des aliments. Les écrans (télévision, ordinateurs) ont envahi la vie quotidienne, presque dès la naissance, avec un effet néfaste sur notre santé. La sédentarité est grande pourvoyeuse d'obésité... Ce mode de vie est pathogène et représente des situations favorables au développement de différents cancers.

TROP DE SEL ET D'ALIMENTS TRANSFORMÉS, PAS ASSEZ DE FIBRES...

Comment mangeons-nous aujourd'hui ? Il est bien fini le temps où nos ancêtres se nourrissaient de quelques racines, ou plus tard de plats quotidiens faits de fèves ou de marrons cuits. En quelques décennies, l'alimentation humaine s'est radicalement transformée dans les pays occidentaux. L'industrialisation de la préparation alimentaire et le développement des hypermarchés, avec une offre considérable, ont fait exploser la table traditionnelle des Français. Les études nutritionnelles menées en France en 2017 par l'Anses (Agence nationale de sécurité sanitaire de l'alimentation, de l'environnement et du travail) confirment que l'assiette des Français contient trop de calories avec une trop grande part d'aliments transformés, trop de sel, de sucres et de glucides raffinés, de graisses, et présente des apports en fibres insuffisants[5]. Par ailleurs, le poids et le niveau d'activité physique sont préoccupants. Le pourcentage d'adultes obèses a doublé en 30 ans. En 2014-2015, 13 % des enfants et adolescents et 34 % des adultes de 18 à 79 ans étaient en surpoids, et obèses pour respectivement 4 % et 19 %. De plus, le pourcentage de personnes sédentaires est alarmant. Un adulte passe en moyenne 8 heures par jour devant un écran, et ce n'est guère mieux pour les enfants[6].

Au niveau mondial, on a estimé que 640 millions d'adultes en 2014 (six fois plus qu'en 1975) et 110 millions d'enfants et adolescents en 2013 (deux fois plus qu'en 1980) étaient obèses.

Un cocktail toxique pour nos cellules

Ce cocktail sédentarité et alimentation déséquilibrée, avec apport d'énergie excessif, est toxique pour nos cellules. Ce que nous mangeons peut être à l'origine de cancers. À l'inverse, certaines composantes de notre assiette peuvent avoir des effets protecteurs, comme les fibres. Au total, 12 % des cancers sont liés à ce cocktail cancérogène : 5-6 % sont attribuables à l'obésité, 5-6 % à l'alimentation déséquilibrée et à la consommation insuffisante de fibres, de fruits, de légumes et de produits laitiers, ainsi qu'à la consommation excessive de charcuterie et de viande rouge. Et environ 1 % des cancers est lié au manque d'activité physique.

Des milliers d'enquêtes épidémiologiques ont mis en évidence le fait que l'alimentation agit aussi de manière

---

5 Anses, 2017. Étude individuelle nationale des consommations alimentaires 3 (Inca 3).

6 INVS, 2017. Étude Esteban.

indirecte sur le risque de cancer. En particulier, le surpoids et l'obésité en sont des facteurs dûment documentés[7]. La relation entre le surpoids, l'obésité et le cancer est linéaire : plus le poids augmente, plus le risque s'élève. Les études révèlent que le risque augmente nettement à partir d'un indice de masse corporelle ou IMC de 25 (surpoids) et encore plus à partir de 30 (obésité). Pour calculer l'IMC, on divise le poids en kilogrammes par la taille en mètre au carré. Exemple : je pèse 50 kg, je mesure 1,53 m, mon indice de masse corporelle est 50 divisé par 2,34, soit 21,36.

Comment le surpoids et l'obésité augmentent-ils le risque de cancer ? Le rapport de l'Institut national du cancer publié en 2015 et intitulé « Nutrition et prévention primaire des cancers » fait le point avec précision sur ce sujet. Sur la base de travaux très bien documentés, il propose la liste de tous les cancers qui seraient associés au surpoids et à l'obésité, avec des relations dose-effet positives.

Les données issues des méta-analyses (compilations de plusieurs études scientifiques) montrent en effet une augmentation des risques de 20 à 50 % pour le surpoids et de 50 à 80 % pour l'obésité en ce qui concerne les cancers du sein (après la ménopause), du côlon[8], du cardia gastrique, du foie, de la vésicule biliaire, du pancréas, du rein et des myélomes (un cancer de la moëlle osseuse). Pour ceux de l'œsophage, le risque est multiplié par 5 pour un IMC de 40 ou plus. Pour le cancer de l'endomètre (utérus), si le risque est déjà augmenté de 50 % pour le surpoids, il devient particulièrement prononcé

7 Institut national du cancer et Réseau national alimentation cancer recherche (Nacre), 2015. Nutrition et prévention primaire des cancers, actualisation des données.
8 Ma Y. *et al.*, 2013. Obesity and risk of colorectal cancer: A systematic review of prospective studies, *PloS One*, 8:e53916.

en cas d'obésité : il est multiplié par 2,5 pour un IMC supérieur à 30, par 4,5 pour un IMC supérieur à 35, et par 7 pour un IMC de 40 ou plus. Sur la base de plusieurs études épidémiologiques, une association positive a été également observée entre IMC et risque de cancer de la thyroïde.

Quels sont les mécanismes du cancer impliqués dans l'obésité ?

L'obésité est associée à des perturbations métaboliques et hormonales qui favorisent le développement des cancers. L'excès de tissus adipeux, et notamment l'activité et le nombre de cellules qui stockent les graisses au niveau de l'abdomen, provoquent une augmentation des taux de plusieurs hormones et cytokines, des substances impliquées dans la régulation des cellules : insuline, leptine, hormones sexuelles. L'obésité entraîne également un état inflammatoire chronique. Ces perturbations jouent un rôle important dans la relation obésité-cancer. Certains mécanismes sont communs à tous les cancers, d'autres mécanismes sont plus spécifiques de certaines localisations. C'est le cas des modifications hormonales en cause dans certains cancers, comme ceux du sein et de l'endomètre.

L'insuline est une hormone secrétée par le pancréas et qui vise à réguler le taux de sucre dans le sang. Or, l'excès de graisse abdominale est responsable d'une insulino-résistance (l'organisme devient résistant à l'insuline), conduisant à une accumulation du glucose dans le sang. Celle-ci en retour entraîne le pancréas à produire toujours plus d'insuline. Cette hyperinsulinémie chronique induit alors la production d'un facteur de croissance cellulaire, l'IGF-1, dont un taux élevé a été associé à un risque augmenté de plusieurs cancers, notamment les cancers du sein et du côlon-rectum.

L'excès de tissu adipeux est également responsable d'une augmentation du taux d'œstrogènes, notamment chez les femmes ménopausées qui ont normalement des taux très faibles. Or, les œstrogènes ont eux aussi un effet stimulant sur la prolifération cellulaire, des cellules mammaires en particulier. Ils sont considérés comme des facteurs de risque du cancer du sein, mais également de l'endomètre.

Certains mécanismes sont plus spécifiques de certains organes : ainsi, l'obésité élève la pression intra-abdominale, ce qui favoriserait le relâchement de la partie basse de l'œsophage, l'exposant aux sucs gastriques acides issus de l'estomac, augmentant le risque de reflux gastro-œsophagien, facteur potentiel de lésions cancéreuses.

L'obésité favorise aussi le développement d'une stéatose, c'est-à-dire une surcharge de graisse dans les cellules du foie. Cette graisse hépatique s'accompagne d'une inflammation et contribue au développement d'une cirrhose non alcoolique, facteur de risque du cancer du foie.

À l'inverse, les données sur la perte de poids, issues aussi bien d'études épidémiologiques que de suivis de patients ayant subi une chirurgie bariatrique (pose d'un anneau gastrique pour réduire la taille de l'estomac et par conséquent l'apport calorique), suggèrent qu'une perte intentionnelle de poids peut réduire le risque de cancer, particulièrement ceux du sein et de l'endomètre. Ces observations sont cohérentes avec celles d'un grand nombre d'études expérimentales chez des animaux de laboratoire, qui montrent que la limitation du gain de poids corporel par restriction calorique ou diététique diminue l'incidence des cancers du sein, du côlon, du foie, du pancréas, et suggèrent un effet bénéfique sur le cancer de la prostate, les lymphomes et leucémies. En outre, des données convaincantes montreraient que la perte intentionnelle de poids corporel affecte positivement les perturbations hormonales connues pour jouer un rôle déterminant dans la relation obésité-cancer.

LE CHÂTIMENT DU CARNIVORE ?

En 2015, le Centre international de recherche sur le cancer (CIRC) a classé la charcuterie et la viande rouge dans la catégorie des cancérogènes pour l'homme[9]. Ce classement a fait l'effet d'une bombe dans notre société traditionnellement très carnivore. D'autant plus que cette affirmation ne repose pas sur du vent. C'est après une analyse pointue de plusieurs centaines de publications scientifiques qu'un groupe d'experts internationaux a estimé que la consommation de charcuterie, c'est-à-dire de viande transformée, avait un effet cancérogène certain pour l'homme et augmentait le risque de cancer colorectal. Les experts du CIRC ont conclu à une augmentation du risque de cancer colorectal de 18 % pour 50 g de viande transformée consommée par jour.

À la suite de cette même revue de la littérature scientifique, la consommation de viande rouge (bœuf, veau, porc, mouton, agneau, cheval) a elle été classée « cancérogène probable » en raison d'un niveau de preuve scientifique moins élevé.

Toutefois, les conclusions des travaux sur ce sujet suggèrent que le risque de cancer du côlon pourrait

9 IARC, 2015. Evaluation of consumption of red meat and processed meat, IARC Monographs vol. 114.

augmenter de 17 % pour chaque portion de 100 g de viande rouge consommée par jour. À titre d'information, les Français consomment en moyenne 370 g de viande rouge par semaine, soit 53 g par jour, et 270 g de charcuterie par semaine, selon un rapport de l'Anses de 2007 sur l'alimentation des Français. Mais un Français sur quatre mangerait plus de 50 g de charcuterie par jour. Or le risque de cancer augmente avec la consommation.

Ce sont notamment les études épidémiologiques, en particulier le suivi dans le temps de cohortes de dizaines de milliers de personnes, qui ont permis de découvrir que ceux qui avaient une alimentation riche en charcuterie et en viande rouge, présentaient un risque accru de cancer du côlon. Des recherches expérimentales ont également été menées pour comprendre les mécanismes (biologiques, toxicologiques…) expliquant cet impact négatif notamment de la charcuterie et, à un degré moindre, de la viande rouge.

Le risque existe, mais reste faible

Il faut néanmoins faire une différence entre le degré de preuve (fort pour la charcuterie), basé sur des données scientifiques incontestables, et le niveau d'augmentation du risque, qui est ici nettement moins élevé par exemple que celui lié à l'usage du tabac. Ainsi, le risque de cancer du côlon chez les personnes qui mangent fréquemment de la viande rouge est de 6 % sur la vie entière, contre 5 % chez les personnes qui en mangent modérément. En comparaison, le risque de cancer du poumon chez un non-fumeur est de 1 % sur la vie entière, comparé à 25 % chez un grand fumeur !

La surconsommation de charcuterie serait responsable de 34 000 décès par cancer par an dans le monde, et celle de viande rouge impliquée dans 50 000 décès par cancer, dans le monde. Pour la France, le CIRC a estimé que la consommation de charcuterie est responsable de 1,3 % des cancers et celle de la viande rouge de 0,6 % des cancers.

Attention, il ne s'agit pas d'arrêter définitivement de consommer de la viande et de la charcuterie. Ce serait tirer une interprétation erronée de ces données. Il est bien sûr possible de continuer à manger de la viande rouge (source de protéines et de fer) et de la charcuterie (source de plaisir gustatif), mais avec modération. Les autorités sanitaires internationales et l'Institut national du cancer en France recommandent ainsi de limiter le plus possible la consommation de charcuteries, de ne pas manger plus de 500 g de viande rouge par semaine, et d'alterner la consommation de viandes rouges avec celle de volailles, poissons, œufs et légumineuses. Même si c'est la prévention du cancer colorectal qui est visée par de telles recommandations, certains éléments suggèrent que la viande rouge et/ou la charcuterie pourraient aussi accroître le risque de cancer de l'estomac, du pancréas, du poumon, de la vessie, du sein et de la prostate.

Sel et aliments salés

Ils sont depuis longtemps suspectés d'accroître le risque de cancer de l'estomac. Il est recommandé de ne pas consommer plus de 6 g de sel par jour, en moyenne. On est loin du compte : en France, les hommes en prennent 9,9 g/jour et les femmes 7,1 g/jour. Ce sont surtout les aliments transformés qui véhiculent le plus de sel alimentaire : pain, biscottes, charcuteries, fromages, soupes, pizzas, quiches... Pourquoi le sel ? L'explication n'est pas claire. Ont été avancés un rôle irritant sur la muqueuse de l'estomac et encore le fait que le mucus de l'estomac chez les personnes qui en consomment beaucoup est plus visqueux, ce qui pourrait faciliter la prolifération d'*Helicobacter pylori*, une bactérie impliquée dans l'ulcère et le cancer de l'estomac.

Pourquoi la viande rouge et la charcuterie seraient-elles mauvaises pour notre santé ?

Des enquêtes alimentaires ont montré que les gros mangeurs de viande rouge ou de charcuterie seraient aussi des personnes pratiquant moins d'activité physique, qui ingèrent plus de calories au quotidien, consomment peu de fruits et légumes, et boivent davantage d'alcool. Autant de comportements incriminés dans l'apparition du cancer du côlon. La cuisson au barbecue ou à la poêle pourrait également être mise en cause car elle induit la formation de produits cancérogènes (des hydrocarbures polycycliques) sur les viandes.

Les chercheurs de Toxalim, unité de recherche de l'Inra, en collaboration avec l'école nationale vétérinaire de Toulouse et l'université anglaise de Reading, ont donc cherché à identifier le principal facteur en cause dans l'effet promoteur du cancer colorectal par la viande rouge. Ainsi, grâce à l'association de deux modèles animaux et deux modèles cellulaires, les scientifiques sont parvenus à déterminer l'importance relative du fer héminique (contenu dans l'hémoglobine d'origine animale), par rapport aux autres produits potentiellement cancérogènes contenus dans la viande cuite et en particulier grillée. Ils ont ainsi mis en évidence qu'à doses nutritionnelles et physiologiques (les quantités correspondant à une consommation normale), seul le fer héminique était associé à l'augmentation du risque de cancer dans ces modèles animaux, sans aucune interaction avec les autres facteurs alimentaires testés[10]. Il apparaît en effet, à la

---

10 Nadia M. *et al.*, 2015. A central role for heme iron in colon carcinogenesis associated with red meat intake. *Cancer Research*, 75 (5), 870-879.

lumière de données expérimentales, que le fer de la viande oxyderait les lipides de notre régime alimentaire, formant des composés toxiques qui attaqueraient les cellules épithéliales du côlon, favorisant le cancer.

Accompagnez votre viande de verdure !

Ces résultats sont intéressants car ils pourraient permettre d'affiner certaines recommandations nutritionnelles. Car ce fer héminique mentionné précédemment a aussi un grand intérêt nutritionnel. Comment en consommer, tout en minimisant les risques ?

Attention aux compléments alimentaires à base de bêtacarotène

Les compléments alimentaires à base de multivitamines, et notamment de bêtacarotène, sont depuis longtemps à la mode, pour leurs effets supposés bénéfiques pour la santé. Il a fallu attendre des années pour que de grands essais thérapeutiques démontrent que l'on s'était trompé en ce qui concerne certains compléments alimentaires. Si les antioxydants contenus dans l'alimentation, en particulier dans les fruits et les légumes verts, semblent avoir un effet bénéfique, les comprimés ou autres gélules contenant du bêtacarotène (un précurseur de la vitamine A) n'auraient pas les effets escomptés.

Pire, les dernières études suggèrent que, non seulement, ces suppléments vitaminiques n'apportent rien chez des personnes ne présentant pas de carence alimentaire, mais que de surcroît, le bêtacarotène à fortes doses augmente le risque de cancer du poumon et celui des cancers de l'estomac chez les fumeurs ou les personnes exposées à l'amiante[11]. Le mécanisme impliqué a été étudié dans les études expérimentales. Ainsi, chez les animaux de laboratoire et dans des études *in vitro*, les compléments de vitamines antioxydantes accélèrent le développement de lésions précancéreuses ou de cancers précoces du poumon.

11 Jeon Y.J. *et al.*, 2011. Effects of beta-carotene supplements on cancer prevention: Meta-analysis of randomized controlled trials. *Nutr Cancer*, 63 (8), 1196-1207.

Des travaux menés à Toulouse ont permis de démontrer qu'un régime contenant des aliments riches en antioxydants pouvait neutraliser l'effet cancérogène de la viande rouge. Un conseil donc : quand vous mangez de la viande rouge, agrémentez-la de légumes verts et de fruits… Ces fruits et légumes contiennent des antioxydants, comme les vitamines C et E, et la provitamine A. Les polyphénols (contenus dans le vin, le café, le thé, certaines céréales complètes) auraient aussi des effets protecteurs. Les traditions culinaires françaises qui proposent souvent d'accompagner les plats de viandes par des légumes verts, intuitivement, nous protègeraient puisqu'elles permettraient de contrebalancer les effets délétères de la viande rouge…

CES ALIMENTS QUI NOUS VEULENT DU BIEN

Soyons positifs, il est aussi possible de réduire le risque de cancer par l'alimentation en privilégiant certains produits. Voyons les choses par le menu…

Misez sur les fruits et légumes

On entend répéter depuis des années que les fruits et les légumes ont un effet bénéfique pour la santé et qu'il faut en manger au moins cinq par jour. Si le slogan a le mérite de la simplicité, il peut sembler lourd à atteindre pour ceux qui n'ont pas d'attirance particulière pour les végétaux. Chaque portion représentant environ 80 g, cela fait au total 400 g de végétaux quotidiens. Il faut cependant préciser que cette recommandation concerne les fruits et les légumes frais, surgelés, en conserve, crus ou cuits, en soupes ou en compotes. En revanche, les pommes de terre et les légumes secs n'entrent pas dans la catégorie fruits et légumes.

En France, la consommation de fruits et légumes est en moyenne de 373 g par jour (rapport de l'Afssa, 2009). On n'en serait pas si loin, mais 60 % des Français ne consomment pas les cinq portions par jour. Cette appétence pour les fruits et légumes vient avec l'âge. Ils sont plus prisés par les retraités, les cadres, les agriculteurs, que par les inactifs, les ouvriers ou encore les artisans et les commerçants.

Pourtant, clairement, une telle alimentation réduit le risque de cancer. Cela est attesté par de multiples études et enquêtes prospectives. Ainsi, pour ce qui est des cancers de la bouche, du pharynx, du larynx, de l'œsophage, de l'estomac et du poumon, il apparaît probable qu'une telle consommation atténue le risque. Par exemple, il a été calculé que pour chaque 100 g de légumes par jour, le risque de cancers des bouche, pharynx ou larynx baisse de 28 % sur la vie entière ! Plus la consommation est élevée, plus le risque diminue. Le risque de cancer du côlon serait lui aussi réduit par la consommation de fruits et légumes, mais également par les régimes riches en ail et en légumes crucifères (choux, navets, rutabagas...)[12].

C'est donc surtout au niveau de la sphère digestive que les fruits et légumes exercent leurs effets protecteurs. Ils agiraient par plusieurs mécanismes, en réduisant la résistance à l'insuline, en diminuant le temps de transit intestinal (ce qui permettrait d'éliminer plus vite les substances cancérogènes en contact avec le côlon)... Les fruits et les légumes apportent aussi des micronutriments,

12 Hoffmann K. *et al.*, 2003. Evaluating the potential health gain of the World Health Organization's recommendation concerning vegetable and fruit consumption. *Public Health Nutr.*, 6 (8), 765-772.

vitamines, minéraux et des microconstituants nombreux et variés (comme les flavonoïdes)... Ces composés peuvent influer favorablement sur la cancérogénèse en exerçant leurs propriétés antioxydantes et antiprolifératives, en modulant le métabolisme hormonal ou encore en stimulant le système immunitaire.

Cancer et alimentation bio ?

L'absence d'études ne permet pas, à ce jour, d'affirmer un effet protecteur de l'alimentation « bio » contre le cancer. Par contre, il a été montré que les personnes qui mangent bio se soucient, en général plus de leur poids, de leur hygiène de vie, d'une alimentation équilibrée et mangent plus de fruits et légumes. Si en France, l'exposition alimentaire aux pesticides est strictement réglementée, plusieurs études montrent qu'une alimentation bio diminue bien l'exposition aux pesticides chez les consommateurs. Par contre, les connaissances actuelles ne permettent pas d'avancer que les fruits et légumes issus de procédés de production classiques augmenteraient le risque de cancer, ni que les aliments « bio » en réduiraient la survenue. Il importe avant tout de consommer tous les jours, au moins cinq portions de fruits et légumes (soit l'équivalent de 400 g par jour), quel que soit leur mode de production, puisque leur effet bénéfique sur la diminution du risque de cancer a été démontré.

Les fibres alimentaires

Les fibres alimentaires ont pour caractéristiques de n'être ni digérées, ni absorbées dans l'intestin grêle. Les aliments qui en apportent le plus sont le pain complet, les fruits, les légumes, mais aussi les légumes secs, les pâtes complètes, le riz complet... Elles augmentent le volume des selles, stimulent la fermentation colique, réduisent le taux de cholestérol, diminuent la glycémie après le repas.

Comme pour les fruits et légumes, les Français ne sont pas des grands adeptes des aliments riches en fibres. Mais ils finissent à y venir un peu plus avec l'âge. Il a été démontré que la consommation d'aliments complets (pâtes, riz, céréales…) était associée à une diminution de risque de cancer colorectal de 21 % pour les plus grands consommateurs par rapport à ceux qui en mangent peu. De même, une alimentation riche en fibres serait associée à un risque moindre de cancer du sein, de l'œsophage[13]…

Plusieurs mécanismes similaires à ceux des fruits et légumes expliqueraient cet effet bénéfique, comme l'accélération du transit qui réduirait le contact de la muqueuse digestive avec des produits cancérogènes. Les dérivés de la fermentation des fibres auraient eux des effets antiprolifératifs et anti-inflammatoires…

Les produits laitiers

Les chercheurs distinguent les produits laitiers totaux (tous types, y compris le lait), le lait considéré séparément et les autres produits laitiers, essentiellement le fromage, pour conduire leurs travaux. L'examen des études disponibles permet ainsi de conclure à une diminution qualifiée de « probable » du risque de cancer colorectal suite à une consommation de lait considéré séparément ou de produits laitiers totaux (y compris le lait, donc). L'association entre réduction du risque de cancer colorectal et consommation de fromage apparaît par contre comme « non concluante ». L'ensemble des données disponibles suggèrent également un effet protecteur du lait sur le cancer de la vessie et des produits laitiers totaux sur le

13 Coleman H.G., 2013. Dietary fiber and the risk of precancerous lesions and cancer of the esophagus: A systematic review and meta-analysis. *Nutr Rev.*, 71 (7), 474-482.

cancer du sein. En revanche, les données suggèrent que la consommation importante de produits laitiers (au-delà des trois portions quotidiennes recommandées) est asso-

Faut-il croire aux nutriments miracles ?

L'alimentation « anti-cancer », contrairement à ce que certains pensent, ne consiste pas à consommer des framboises, du curcuma ou des fibres de son. Le maître-mot est l'équilibre alimentaire. Vous pouvez ingurgiter toutes les framboises que vous voulez, saupoudrées de curcuma, mais si à côté vous dévorez des tablettes de chocolat, des gâteaux à la crème, des assiettes de charcuterie... vous ne serez protégé d'aucun risque. En revanche, il a été démontré que le régime méditerranéen avait, de manière globale, un effet protecteur contre le cancer et les maladies cardiovasculaires. Il est constitué de peu de viandes rouges ou transformées, de poissons, de fruits et légumes, d'huile d'olive, d'un peu de fromage et d'une consommation réduite d'aliments riches en sucres et en graisses... C'est un peu un « pack », car il n'a pas été possible d'identifier un élément en particulier dans cette alimentation qui apporte un bénéfice anti-cancer et le mécanisme exact par lequel il l'exerce. Ses effets favorables s'exercent à plusieurs niveaux : il est riche en vitamines et en minéraux, présente un profil d'acides gras bénéfiques (riche en acides gras mono-insaturés comparé aux régimes non méditerranéens), un indice glycémique bas, des effets anti-inflammatoires et antioxydants... effets qui peuvent agir ensemble pour produire des effets favorables sur l'état de santé.
Comme nous l'avons déjà précisé, il n'existe justement et malheureusement pas d'aliment unique ayant un effet anti-cancer. Les pseudo-spécialistes-experts qui prétendent le contraire sont des charlatans. L'aliment magique n'existe pas malheureusement...
S'il ne fallait retenir qu'une chose, sachez que les aliments bourrés de sucre, de sel, de graisses, augmentent le risque de cancer, de surpoids et d'obésité ainsi que de maladies cardio-vasculaires. Pour garder un bon équilibre alimentaire, faites la cuisine vous-même à partir de produits bruts et le moins transformés possible... Retenez aussi que les fruits, les légumes, les fibres et la pratique d'une activité physique quotidienne sont vos meilleurs alliés dans la lutte contre les cancers.

ciée à une augmentation du risque de cancer de la prostate. Pour d'autres localisations (rein, ovaire, endomètre, pancréas, œsophage, bouche, pharynx, larynx, poumon, estomac, testicule, lymphome, peau, vessie [produits laitiers totaux] et prostate [lait]), les données disponibles ne permettent pas de conclure quant à la relation entre consommation de produits laitiers totaux ou de lait considéré séparément et le risque de ces différents cancers.

Les liens alimentation-cancers qui restent à éclaircir

Le rôle de certains facteurs alimentaires dans l'augmentation ou la diminution de survenue de certains cancers reste encore à confirmer ou à infirmer. Il s'agit notamment du risque lié à la consommation d'aliments préparés par des méthodes de cuisson à haute température (grillade, barbecue...), en particulier des viandes et des poissons. Plusieurs études soulignent une association avec le cancer de l'estomac, mais les données actuelles ne permettent pas de conclure.

La vitamine D a-t-elle un effet protecteur ? Celle-ci est apportée pour les deux tiers par des expositions courtes au soleil et pour un tiers par l'alimentation. Il a été montré, qu'en plus de son rôle bien connu dans la minéralisation osseuse, elle était impliquée dans de nombreux processus cellulaires extra-osseux, dont la différenciation et la prolifération cellulaire. Une association entre un faible taux sanguin en vitamine D et une augmentation du risque de cancer colorectal a été aussi observée. Concernant le cancer du sein, les données sont contradictoires et doivent être réévaluées dans leur ensemble. Quant aux cancers de la prostate, de la peau, de l'œsophage, de l'estomac, du rein, de l'endomètre, de l'ovaire et au lymphome, aucune association n'est observée.

Il apparaît donc nécessaire de poursuivre les recherches sur les liens possibles entre vitamine D et cancers.

Le soja représente un cas particulier. Il contient des phyto-œstrogènes qui ont un effet comparable à certaines hormones naturelles. Ils peuvent ainsi se fixer sur les récepteurs aux œstrogènes, bloquer ces récepteurs, empêchant les hormones naturelles de s'y fixer et au final d'avoir un effet protecteur car les phyto-œstrogènes ont un effet œstrogénique plus faible que les œstrogènes secrétés par les ovaires. Même s'il faut cependant rester prudent avec ces hypothèses qui n'ont pas été formellement démontrées...

L'ACTIVITÉ PHYSIQUE, UN *BOOSTER* ANTI-CANCER

L'activité physique se définit comme tout mouvement corporel produit par la contraction des muscles qui augmente la dépense énergétique par rapport au métabolisme de base, c'est-à-dire par rapport aux dépenses énergétiques au repos. Elle ne se réduit pas seulement à la pratique sportive, elle intègre l'activité effectuée dans la vie quotidienne, quand l'on monte les escaliers, que l'on marche dans la rue, que l'on jardine, que l'on fait le ménage…

Il y a activité physique et activité physique

L'activité physique est mesurée en MET (*Metabolism Equivalent of Task*). Un MET est égal aux dépenses énergétiques au repos, soit 1 kcal par kilogramme de poids et par heure. Ainsi, si je pèse 50 kg, je dépense au repos 50 kcal par heure, soit 50 MET, et par conséquent, 1 200 kcal par jour, soit 1 200 MET.

Une activité physique faible est de l'ordre de 1,6 à 3 MET (par exemple 4 km/h pour une marche lente), elle est modérée de 3 à 6 MET (6 km/h pour une marche rapide, le vélo ou la natation « plaisir ») et devient intense à partir de 6 MET (10 km/h pour la randonnée en moyenne montagne, le jogging, le VTT, la natation « rapide »). La sédentarité est pour sa part caractérisée par des activités très faibles comprises entre 1 et 1,5 MET (par exemple la lecture ou des activités « écran »). En France, seulement entre trois et cinq personnes sur dix ont une activité physique élevée (essentiellement les ouvriers, les agriculteurs et ceux qui ont des professions non sédentaires…).

Des centaines d'études ont été menées pour évaluer l'impact de l'activité physique sur le risque de cancer. Les données permettent de conclure qu'une activité physique régulière réduit sans contestation le risque de cancer du côlon, mais aussi celui du sein, de l'endomètre, du poumon. Pour ce qui est du cancer du côlon, les données sont très précises : 30 minutes d'activité physique de loisir par jour réduisent le risque de 12 %. L'impact sur le risque de cancer du sein et du poumon semble plus faible.

À noter que le manque d'activité physique et la sédentarité sont deux facteurs de risque de cancer indépendants. On peut très bien faire deux heures de sports intensifs par semaine, ce qui est très positif, et passer la plus grande partie du reste de son temps devant son écran d'ordinateur, temps pendant lequel la dépense énergétique est très faible. On parle de sédentaires actifs.

La lutte contre la sédentarité passe par exemple par le fait de se lever toutes les 20 minutes de devant son écran, pour remettre le corps en mouvement, et marcher, monter des escaliers pendant quelques minutes. Quand on est débordé, c'est précisément le sport, l'exercice physique, qui est sacrifié en premier. Par ailleurs, les citadins ont désormais des temps de transports très longs qui confisquent celui qui était consacré à l'exercice physique. Tout passe par des infimes changements dans la vie quotidienne mais qui ont un effet majeur : prendre les escaliers systématiquement plutôt que l'ascenseur ou les escalators, marcher plutôt que prendre les transports en commun, éviter la voiture pour des courtes distances...

Comment l'exercice physique nous protège-t-il ?

Plusieurs mécanismes sont là encore évoqués. En particulier, l'exercice aurait un impact favorable sur l'équilibre métabolique et hormonal, et la régulation de la prolifération cellulaire, donc sur les mécanismes impliqués dans la relation obésité-cancer. Ainsi l'activité physique réduit les niveaux d'adiposité, accroît la sensibilité à l'insuline et la captation du glucose par le muscle, diminue l'état inflammatoire chronique, avec une diminution de certaines cytokines (molécules, impliquées dans la réponse immunitaire, l'inflammation, qui jouent un rôle de messager) et de la synthèse des acides gras. L'activité physique diminue également le taux des œstrogènes circulant chez les femmes ménopausées.

Le manque d'activité physique favorise à l'opposé l'élévation de la glycémie et diminue la sensibilité à l'insuline, deux facteurs qui facilitent la cancérogénèse notamment des cellules coliques. Des facteurs inflammatoires induits par la sédentarité pourraient également jouer un rôle.

ALCOOL ET CANCER : LE MOINS EST LE MIEUX

Les Français dans leur majorité considèrent l'alcool comme un plaisir, et occultent le fait qu'il s'agit d'un facteur de risque. Or, sa consommation représente la deuxième cause de mortalité évitable par cancer, après le tabac. On appelle ça l'apéritif entre amis, le pot entre collègues, le vin d'honneur quand c'est en mairie, le cocktail quand on voit les choses en grand. Autour de la table, à la première occasion, on s'ouvre « une bonne bouteille », et lorsque les circonstances sont plus exceptionnelles, on fait « sauter les bouchons ». Même lorsqu'on est seul, on ne se refuse pas « un petit verre », pour le plaisir, pour décompresser ou pour oublier les soucis de la journée. L'alcool aide aussi — même si c'est un faux ami — à supporter les coups durs de la vie, la solitude, le deuil...

L'alcool, un très vieil « ami »

En France peut-être plus que partout ailleurs, sa consommation est inscrite dans une tradition ancestrale alimentaire et le plus souvent festive. Elle fait partie de notre histoire et de notre patrimoine culturel. Aucune autre boisson ni substance n'offre ainsi à la fois le plaisir du goût, des effets psychoactifs immédiats, telles les sensations de relaxation, de désinhibition, d'euphorie, ne favorise autant le contact avec autrui. Dans tous les milieux, c'est un excellent médiateur social. L'alcool brise la glace et libère la parole. Pour le bien comme pour le mal, d'ailleurs. *In vino veritas*, disaient les anciens. À toutes les époques, les sergents recruteurs des armées, qu'elles aient été romaines ou napoléoniennes, enrôlaient à coups de chopes généreusement offertes.

La religion, aussi, y a mis un peu du sien. Réinventant le rituel des libations païennes, nos sociétés judéo-chrétiennes ont promu le vin comme un moyen pour se connecter à la transcendance. Au fil des siècles, le vin a accompagné la messe dominicale célébrée dans chaque église de France, devenant le symbole d'un monde appelé à devenir meilleur. Même lorsque les connaissances scientifiques ont pris le pas sur la croyance religieuse, une opinion communément admise a longtemps considéré qu'une consommation modérée de vin avait un caractère bénéfique pour la santé. C'est faux. Beaucoup l'ignorent encore aujourd'hui. Les études médicales les plus récentes démentent qu'un verre de vin par jour soit bon pour la santé. L'alcool régulier, même à petites doses, n'est pas dénué de risque. Il faut le répéter : toute consommation d'alcool comporte un risque. Mais en attendant, nous buvons tous, ou presque. Un peu, beaucoup, passionnément, à la folie. Un verre appelle souvent un autre verre, le cercle vicieux de la dépendance s'installe alors parfois, sans que le buveur en ait conscience et que son entourage y trouve à redire. Tout au moins au début. Ensuite, il est difficile d'en sortir.

Il faut en avoir conscience : l'alcool est un tueur. Pas seulement l'abus d'alcool. C'est ni plus ni moins la deuxième cause de cancers évitables. La consommation de boissons alcoolisées augmente le risque des cancers des voies aérodigestives supérieures (VADS), de l'œsophage, du côlon et du rectum, du sein et du foie. Au total, l'alcool est responsable en France de 8 % des cancers, soit 32 000 par an. Sans parler ici de ses autres méfaits : cirrhose, accidents, homicides… Encore plus que pour le tabac, cette réalité est difficile à entendre. Car l'alcool fait partie de nos habitudes sociales et culturelles. Il est difficile pour la plupart d'entre nous d'envisager de ne plus en consommer, ou de n'en prendre qu'à doses homéopathiques, tout simplement parce qu'il fait partie aussi des plaisirs de l'existence.

Qui boit ? Et quoi ? En France

Quel est le niveau réel de la consommation des Français ? Une des enquêtes les plus récentes, menée auprès d'un échantillon représentatif de la population des 15-75 ans en France métropolitaine, s'est penchée sur 15 635 personnes qui ont répondu à un questionnaire détaillé à propos de leur consommation d'alcool. Premier enseignement de cette étude : l'alcool fait partie de l'environnement quasi quotidien d'une grande partie de Français, même si les résultats de l'enquête doivent être appréciés de manière nuancée. Globalement, 86 % des personnes interrogées ont déclaré en avoir bu au cours des douze derniers mois, en moyenne 5,5 verres par semaine.

Cette moyenne cache de sérieuses disparités. Tous les buveurs ne sont pas logés à la même enseigne. En réalité, une grosse moitié des personnes interrogées (53 %) boit très modérément. Cette consommation représente à peine 5 % du volume global des boissons alcoolisées vendues en France. À l'autre bout de l'échelle, une petite minorité de gros buveurs (8 %) consomme à elle seule la moitié des quantités d'alcool absorbées au cours d'une année. Tout le monde ne boit pas non plus au même rythme avec la même constance. Au total, seuls 13 % des Français sont des consommateurs quotidiens. La consommation est également plus fréquente chez les hommes : 19 % d'entre eux en boivent tous les jours, contre 7 % des femmes.

En termes de quantités bues, l'écart entre les sexes est également très marqué : les hommes déclarent s'autoriser en moyenne 2,8 verres (les jours ordinaires, en dehors des festins) contre 1,7 verre pour les femmes. Ces différentes attitudes se retrouvent dans les variations des fréquences d'épisodes d'ivresse. Parmi les 15-75 ans, près d'une personne sur cinq (19 %) déclare avoir été ivre lors des douze derniers mois, les hommes étant environ trois fois plus nombreux que les femmes à être dans ce cas (28 % contre 11 %). Ce type de comportement est en hausse par rapport à 2005 où il concernait 15 % de la population. La hausse est même particulièrement forte chez les 15-34 ans, notamment chez les jeunes femmes de 20-25 ans. Pour une minorité, ces épisodes d'ivresse sont plus fréquents et peuvent même devenir une habitude : 9 % déclarent avoir été ivres trois fois dans l'année et 4 % au moins une dizaine de fois.

L'étude détaille aussi les différents alcools consommés. Sans surprise, ce classement correspond au mode de vie et aux normes culturelles de la société française. Les boissons les plus consommées au moins une fois par semaine sont dans l'ordre : le vin (37 %), la bière (20 %), les alcools forts (15 %), loin devant le cidre, le porto, le champagne. Le vin reste la boisson la plus consommée de façon quotidienne : 12 % ont bu du vin tous les jours, 2 % de la bière, et moins de 1 % ont consommé des spiritueux[14].

Une consommation nationale qui diminue légèrement

Au palmarès des buveurs, en un demi-siècle, notre pays est passé du premier au sixième rang mondial (OFDT, 2005). La consommation d'alcool, qui était très largement au-dessus de celle observée dans les autres pays européens au début des années 1960, est maintenant dépassée par celle de pays comme l'Irlande ou la République tchèque. Les Français boivent aujourd'hui moins que les Belges et les Britanniques, autant que les Allemands mais beaucoup

14 Institut national de prévention et d'éducation pour la santé (Inpes), Observatoire français des drogues et des toxicomanies (OFDT), 2015. La consommation d'alcool en France en 2014. *Évolutions*, 32.

plus que les Espagnols et les Italiens. Bien sûr, il faut apprécier cette étude en tenant compte des évolutions qui peuvent autoriser un certain optimisme. La consommation d'alcool en France diminue ainsi régulièrement depuis 50 ans. Entre 1961 et 2017, elle a baissé de moitié, passant de 26 à 11,7 litres d'alcool pur par an et par habitant de plus de 15 ans. Cette baisse est principalement imputable à la diminution de la consommation de vin (qui reste néanmoins la boisson alcoolisée la plus prisée, comme nous venons de le dire). Mais cette tendance à la baisse ne doit pas faire oublier le caractère massif de la consommation de boissons alcoolisées. Avec ces 11,7 litres d'alcool pur par an et par habitant, nous sommes encore loin d'être exemplaires. Notons que cette quantité représente près de 9,5 kg d'alcool, soit 2,5 unités d'alcool par jour et par personne. Pour rappel, une unité d'alcool correspond à 10 g d'alcool pur, soit 25 cl de bière à 5° (un demi), 12,5 cl de vin de 10° à 12° (un ballon), 3 cl d'alcool distillé à 40° (whisky, pastis, gin).

En outre, force est de constater que cette diminution s'est notablement ralentie depuis 2008. Elle s'accompagne d'un changement des modes de consommation. L'alcool passe de l'univers des repas à celui des loisirs. Le vin régresse comme boisson quotidienne, mais il accède de plus en plus à un statut festif. Cela suffit-il pour rendre la consommation d'alcool exceptionnelle ? Non, pas encore. Nous sommes entrés dans une civilisation des loisirs où les occasions de « faire la fête » — que ce soit dans le cadre familial, professionnel ou autre — ont tendance à se multiplier. Mais ce mode de consommation — nous n'hésiterons pas à le répéter — n'est pas sans risque et peut avoir de graves conséquences sur la santé. Ainsi, les jeunes consomment de l'alcool moins souvent que les personnes plus âgées, mais quand ils en boivent, les quantités sont plus importantes et les conduisent plus souvent à l'ivresse.

Quelles conséquences de cette consommation sur le risque de cancer ?

Le lien entre alcool et cancer est établi avec certitude. Ainsi, il est démontré de longue date que la consommation d'alcool augmente certains cancers, principalement les cancers des voies aérodigestives supérieures (lèvre, langue, gorge, larynx, œsophage), les cancers du foie, du côlon et du rectum, ainsi que le cancer du sein chez la femme.

Le lien établi de cause à effet entre la consommation d'alcool et la survenue de cancers s'observe aussi, à l'inverse, dans une tendance à la baisse : la diminution de la consommation moyenne d'alcool, observée depuis les années 1960, coïncide avec la diminution des cancers des voies aérodigestives supérieures à partir des années 1980.

Actuellement, les hommes sont plus touchés que les femmes par ces cancers (environ 75 % des nouveaux cas). Cependant, l'incidence (nombre de nouveaux cas par an) chez eux tend à diminuer alors qu'elle est en augmentation chez les femmes. Cette tendance est en lien avec l'évolution du tabagisme, en baisse chez les hommes et hausse chez les femmes. Ces cancers sont en effet liés à l'alcool, au tabac, et souvent à l'association des deux.

Pour l'année 2015, le CIRC a estimé que près de 28 000 cas de cancers auraient été attribuables à l'alcool, ce qui représente 8 % des nouveaux cas de cancer pour cette année-là. Si le risque au niveau individuel est moins important que pour les cancers des voies aérodigestives supérieurs, le cancer du sein est le plus fréquent des cancers attribuables à l'alcool, avec 8 081 cas en 2015 ;

suivi du cancer colorectal (6 654 cas), de la cavité buccale et du pharynx (5 675 cas), de l'œsophage (1 807 cas) et enfin du larynx (1 284 cas)[15]. La consommation légère d'alcool n'est pas dénuée de risque. Parmi les 8 % de cancers attribuables à l'alcool, 19 % le sont à une consommation légère, 17 % à une consommation modérée et 56 % à une consommation forte. Les buveurs légers (jusqu'à 7 verres par semaine) et modérés (8 à 14 verres par semaine) sont ainsi à l'origine de 2,8 % de l'ensemble des cancers.

Pourquoi l'alcool augmente-t-il le risque de cancer ?

Dès 1903, on trouve dans la littérature un article publié dans le fameux *British Medical Journal* intitulé : « L'association possible entre la consommation d'alcool et la surmortalité par cancer » ! Depuis, s'il ne fallait qu'en citer un, il faudrait parler du premier rapport international qui a conclu en 1988, sous l'égide du CIRC, à la probabilité que les boissons alcoolisées soient cancérogènes pour l'homme. L'évidence du risque devenait de plus en plus palpable. Restait à en comprendre le mécanisme. C'est aujourd'hui chose faite. On connaît beaucoup mieux les conséquences de l'action de l'éthanol (le nom scientifique de l'alcool) sur les muqueuses et sur les cellules.

Que se passe-t-il lorsque l'on déguste un verre de vin ou toute autre boisson alcoolisée ? Dès les premières gorgées, les muqueuses des voies digestives, la bouche, le pharynx, l'œsophage sont directement exposés à l'éthanol, qui peut déjà exercer ses effets délétères par contact

15 Shield K.D. *et al.*, 2018. New cancer cases in France in 2015 attributable to different levels of alcohol consumption. *Addiction*, 113 (2), 247-256.

Pas tous égaux génétiquement face à l'alcool

Certains supportent l'alcool mieux que d'autres. Les différences génétiques expliquent les variations entre individus dans leurs capacités à le métaboliser. Ainsi, chez certaines personnes, l'acétaldéhyde (une substance mutagène produite par la transformation de l'alcool au niveau du foie) ne persiste pas longtemps dans le sang, alors que pour d'autres, il peut rester longtemps et générer plus facilement ses effets toxiques. Pour une consommation d'alcool équivalente, certaines personnes vont alors être exposées à des concentrations d'acétaldéhyde plus fortes que d'autres et donc à un risque plus important de développer un cancer.

Certaines particularités génétiques sont particulièrement fréquentes dans les populations d'origine asiatique. Chez elles, la forme de l'enzyme aldéhyde déshydrogénase serait très peu active, avec par conséquent une transformation de l'acétaldéhyde en acétate très longue, responsable d'une imprégnation plus forte de l'organisme à l'acétaldéhyde et des signes d'intolérance importants, lors de la consommation d'alcool. Si ces personnes malgré leur très mauvaise tolérance à l'ingestion d'alcool (nausées, malaise...) continuent à boire, les conséquences pour leur santé seront plus graves.

L'égalité n'est pas non plus de rigueur entre les hommes et les femmes. À consommation égale, les femmes ont un taux d'alcoolémie plus élevé et produisent donc plus d'acétaldéhyde. Elles ont alors un risque accru de cancer. L'explication serait la plus faible masse musculaire féminine qui, à consommation égale, se traduirait par une plus grande concentration d'alcool dans le sang[16].

direct. L'exposition chronique à l'alcool induit en effet une atrophie de la muqueuse buccale ou œsophagienne associée à une prolifération cellulaire compensatrice. D'autres travaux suggèrent que l'éthanol augmenterait la perméabilité de la muqueuse aux cancérogènes, en particulier au tabac. De plus, l'éthanol est transformé en acétaldéhyde dans le foie (mais aussi déjà un peu par la

16 Druesne-Pecollo N. *et al.*, 2009. Alcohol and genetic polymorphisms: Effect on risk of alcohol-related cancer. *Lancet Oncol*, 10 (2), 173-180.

flore microbienne contenue dans la salive), lorsqu'après avoir été absorbé par l'intestin grêle, il finit par y arriver et y est dégradé par différentes enzymes. Or cette substance est mutagène, c'est-à-dire qu'elle est susceptible d'entraîner des lésions de l'ADN, premier pas vers l'apparition d'un éventuel cancer. Si ces lésions ne sont pas réparées, elles peuvent devenir le point de départ d'un processus conduisant au cancer.

Cet acétaldéhyde est certes ensuite transformé en acétate (un produit non toxique) grâce à l'action d'une autre enzyme (l'aldéhyde déshydrogénase), qui sera au bout du compte éliminé par l'organisme, mais pendant toute la période où l'acétaldéhyde est présent dans le sang, il peut entraîner des mutations potentiellement cancérogènes au niveau des cellules de différents organes[17].

Un lien avec le cancer des voies aérodigestives supérieures connu depuis longtemps

L'association entre le cancer des voies aérodigestives supérieures ou VADS (bouche, larynx pharynx, œsophage) et l'alcool est connue depuis longtemps (et cela indépendamment de la consommation de tabac). Des études avaient par exemple été menées sur des populations traditionnellement abstinentes, comme les adventistes ou les mormons, ces communautés chrétiennes américaines au mode de vie très rigoriste. Dès 1959, il a été montré que le taux de cancer de la cavité buccale, du larynx, du pharynx ou de l'œsophage, était très faible chez les adventistes, par rapport à une population non abstinente. La même démonstration a été faite ultérieurement pour les mormons. À l'inverse, le suivi d'une population

17 Baan R. *et al.*, 2007. Carcinogenicity of alcoholic beverages. *Lancet Oncol*, 8 (4), 292-293.

dépendante à l'alcool a permis d'observer que pour elle, le risque de souffrir d'un cancer des voies aérodigestives supérieures était trois à six fois plus élevé par rapport à la population générale.

La difficulté de toutes ces études pour évaluer précisément le risque lié à la consommation d'alcool, c'est que les patients souffrant d'une addiction à l'alcool sont en général aussi fumeurs, ce qui est également un facteur de risque pour ces cancers. Quelques études sont parvenues malgré tout à examiner le cas de populations consommatrices d'alcool mais non fumeuses. Chez elles, le risque de cancers des VADS augmente de manière relativement faible pour les consommateurs de moins de 40 g d'alcool par jour (équivalent de quatre verres de vin), soit un risque multiplié par 1,4 à 1,7 par rapport à une personne abstinente. En revanche, il est multiplié de 4,2 à 12,6 pour des consommations supérieures à 40 g par jour.

Mais attention, il ne s'agit que de résultats globaux concernant l'ensemble des cancers VADS ! Certains organes sont manifestement plus sensibles que d'autres. Pour les cancers de la cavité buccale, le risque demeure accru, même chez des buveurs modérés (et non-fumeurs) : il est multiplié par 2,4 pour une consommation inférieure à 30 g d'alcool par jour et par 4,4 pour 70 g par jour. En ce qui concerne le cancer de l'œsophage, il est multiplié par 4,7 pour les consommations supérieures à 40 g d'alcool par jour ; pour celui du larynx par 5, et pour celui du pharynx par 12. Et le risque est considérablement accru dès que l'on associe la consommation d'alcool avec celle de tabac.

Alcool et cancer du foie

La consommation d'alcool est aussi un facteur de risque majeur pour le cancer primaire du foie. Globalement, les études comparant les buveurs aux abstinents montrent que l'alcool en double le risque. Certaines études suggèrent même une augmentation d'un facteur allant de 4 à 7 pour les personnes consommant plus de 80 g d'alcool par jour. Il existe ce que l'on appelle un « effet dose » : le risque de cancer du foie augmente de manière très nette et très régulière en fonction de la quantité d'alcool absorbée. Les études ont démontré que ce risque est majoré d'un facteur 1,2, 1,4 et 1,8 pour des consommations de 25, 50 et 100 g d'alcool par jour. Il n'y a pas là non plus un effet marqué lié à un type ou un autre d'alcool. C'est la quantité totale d'alcool qui influence le risque, quelle que soit la durée de la consommation et l'âge de début. Les anciens buveurs conservent un risque élevé de cancer du foie pendant une période de dix ans, après le sevrage.

Le mécanisme biologique majeur associant alcool et cancer du foie passe par le développement d'une cirrhose. Celle-ci va mettre 20-25 ans pour se développer, suite à quoi la personne atteinte sera exposée à un risque de cancer du foie dans les cinq ans de l'ordre de 15 à 20 %. Il faut savoir qu'une consommation d'alcool élevée multiplie le risque de cirrhose d'un facteur 27. L'alcool peut provoquer une stéatose hépatique (surcharge graisseuse du foie), puis une stéato-hépatite, puis une cirrhose alcoolique et enfin un cancer du foie.

Alcool et cancer du sein

Il a fallu beaucoup de temps pour découvrir un tel lien, car si intuitivement on peut comprendre le lien avec le cancer du foie ou celui des voies aérodigestives supérieures, l'association avec le cancer du sein n'était pas évidente au départ. Or certains travaux font bien état d'une augmentation de 30 % du risque pour la consommation de « seulement » trois verres d'alcool par jour.

Et le risque s'élève d'environ 10 % pour chaque 10 g d'alcool consommés par jour, régulièrement. L'influence de la durée de la consommation est difficile à cerner. Les mécanismes ne sont pas très clairs et pourraient faire intervenir notamment une augmentation du taux d'œstrogènes liée à la consommation d'alcool. Les femmes qui ont un comportement de *binge drinking* (mode de consommation excessif de boissons alcoolisées sur une courte période de temps, par épisodes ponctuels ou répétés) ont plus de risque de cancer du sein que celles qui ont des consommations régulières. Les consommations massives en peu de temps, de manière générale, augmentent plus le risque que les consommations étalées.

Alcool et cancer du côlon

Beaucoup de travaux de recherche se sont penchés sur les liens entre cancer du côlon et alcool. Une méta-analyse publiée en 2004 a répertorié les études les plus récentes et constaté que sur 18 études portant sur le cancer du rectum, 12 observaient un risque augmenté et 6 pas d'association avec l'alcool. Par rapport aux non-buveurs, le risque de cancer colorectal est augmenté de 23 % pour ceux qui prennent 30 g d'alcool/jour, et de 41 % pour 45 g d'alcool/jour. Une autre méta-analyse trouve une augmentation du risque de 15 % par 100 g d'alcool supplémentaires par semaine. Le CIRC a conclu en 2010 à l'existence d'un lien causal avec le cancer du côlon et du rectum. Le rapport de l'Institut national du cancer conclut à l'existence d'un lien convaincant pour les hommes. Et probable pour les femmes[18].

---

18 Réseau Nacre. Alcool et risque de cancers, état des lieux des données scientifiques et recommandation de santé publique, coll. Rapports et synthèses, Institut national du cancer.

Le mythe culturel à l'épreuve de la réalité

Un verre de vin par jour « bon pour la santé », comme certaines études ont voulu le faire admettre il y a une ou deux décennies, c'est fini. Cela n'a jamais été le cas pour le risque de cancer, et depuis les données les plus récentes, plus aucun expert dans le monde ne soutient cette allégation, sans doute plaisante, mais fausse. Il n'y a plus désormais que les alcooliers pour continuer à l'affirmer.

Le lien entre alcool et cancer est donc parfaitement établi, quel que soit le type de boisson consommée. À cet égard, une légende bien ancrée qui subsiste, notamment en France, et dans tous les milieux, est celle du verre de vin quotidien bon pour la santé, pour peu que l'on ait la sagesse de se limiter à ce seul verre. Un célèbre slogan de la prévention routière (« Un verre ça va... deux verres, bonjour les dégâts ! ») avait d'ailleurs involontairement plus ou moins validé cette thèse dans la conscience collective. Des études statistiques anciennes tendaient effectivement à montrer que les buveurs très modérés développeraient moins de pathologies — en particulier cardiaques — que les abstinents. Sur le papier, ceux déclarant boire sagement un verre de vin par jour — et s'y tenir — semblaient vivre plus longtemps que ceux précisant ne boire que de l'eau, les abstinents. Hormis cette constatation statistique, aucune démonstration scientifique n'avait cependant permis d'étayer ce lien bénéfique.

Ces études ont été réanalysées plus récemment à la lumière des biais statistiques que l'on connaît et maîtrise mieux aujourd'hui. En réalité, il est apparu que ces études établissant des effets bénéfiques de l'alcool à petites doses présentaient des erreurs méthodologiques. La première erreur avait consisté à inclure dans le groupe des abstinents… d'anciens buveurs ayant arrêté l'alcool en raison d'une pathologie. Donc si ceux qui buvaient un petit verre par jour allaient mieux que ceux qui n'en buvaient pas, c'est qu'il y avait parmi ces derniers des personnes déjà malades et abstinentes de ce fait.

La deuxième erreur, plus subtile, venait du fait que l'étude se focalisait uniquement sur la consommation d'alcool sans prendre en compte d'autres paramètres. Ainsi, certes, les personnes déclarant ne boire qu'un verre de vin par jour bénéficient d'une espérance de vie supérieure à la moyenne, mais est-ce à cause du verre de vin quotidien, ou en raison de leur mode de vie raisonnable dans tous les domaines ? Montrant par là même qu'elles savent se modérer, leur style et leur cadre de vie est à l'avenant : équilibré. Elles ne cèdent pas à la tentation de reprendre un verre et cette limitation s'applique à tous les domaines de leur vie. Elles ne commettent que peu ou pas d'excès, ne fument pas, ne mangent pas trop et se nourrissent de manière équilibrée. Elles pratiquent aussi une activité sportive de manière plus assidue que la moyenne de leurs contemporains. Ces buveurs très modérés se retrouvent plus souvent dans les classes sociales moyennes supérieures, avec une meilleure culture médicale. Ils se soignent mieux, avec une meilleure espérance de vie… et ce n'est pas le verre de vin qu'ils s'autorisent chaque jour qui en est la cause. En France, les hommes les moins diplômés (niveau inférieur au baccalauréat) consomment deux fois plus d'alcool que les plus diplômés (bac + 5 ou plus). Les chômeurs entre 35 et 59 ans ont également une consommation d'alcool plus importante que les hommes actifs, et présentent un sur-risque de 30 % d'avoir un usage d'alcool « à risque ».

L'alcool n'est pas une substance anodine. Le vin est certes bon pour le palais et agréable pour l'esprit. Il peut constituer l'un des plaisirs de l'existence. Mais jamais — en aucun cas — il ne sera bon pour la santé[19].

Y a-t-il une différence selon le type d'alcool consommé ?

Une autre idée reçue doit être battue en brèche : celle qui laisserait penser que les alcools dit légers, comme la bière ou le vin, seraient moins cancérogènes que les alcools forts tels le whisky et toutes les eaux-de-vie. Dans les faits, aucun type d'alcool n'est plus à risque qu'un autre, tous les types de boissons alcoolisées produisent le même effet : c'est la quantité d'alcool pur consommée qui expose au risque de développer un cancer. Une étude portant sur 749 cas de personnes souffrant d'un cancer bucco-pharyngé (touchant la bouche et le pharynx) montre que l'augmentation du risque est similaire, que l'apport d'alcool se fasse uniquement par le vin ou par une consommation variée de spécialités[20]. Une étude en Espagne a même mis en évidence un risque particulièrement augmenté pour les buveurs de vins. Par ailleurs, certaines boissons ont été davantage suspectées de véhiculer des composants cancérogènes, en particulier la bière ou le whisky. En réalité, l'analyse par type de boisson révèle que c'est la boisson la plus consommée pour des raisons culturelles dans la population étudiée qui est responsable d'un risque de cancer accru dans cette population. En d'autres termes, et encore une fois, c'est bien la quantité d'alcool ingérée qui est en la cause et non la variété de la boisson. L'alcool contenu dans un petit vin rosé bien frais ou dans une pinte de bière rafraîchissante

---

19 Mascret D., 2016. Le faux effet protecteur du « petit » verre d'alcool. *Le Figaro*, 29/03/2016.

20 Rodriguez T. *et al.*, 2004. Risk factors for oral and pharyngeal cancer in young adults. *Oral Oncol.*, 40 (2), 207-213.

est aussi toxique que celui contenu dans un cognac ou dans un calva hors d'âge. Un verre de vin rouge à 12° (10 cl) a le même effet en la matière qu'un demi de bière (25 cl) ou que 3 cl de whisky à 40°.

Quelle quantité d'alcool peut-on boire sans risque ?

Malheureusement, il n'y a pas de consommation sans risque. Si on consomme peu, le risque est faible, si on boit beaucoup, le risque augmente beaucoup. Deux ou trois verres par jour entraînent un risque non négligeable. Déjà, une augmentation significative de tous les cancers liés à l'alcool est observée à partir d'un verre par jour. Il n'existe pas d'étude précise sur l'influence de l'âge du début de la consommation. Mais c'est certainement la consommation régulière sur une dizaine d'années qui peut avoir un impact. Comme l'organisme des jeunes continue de grandir et à se développer, l'alcool peut nuire à leur développement. Cela les rend particulièrement vulnérables aux dommages à long terme causés par l'alcool.

Tous les experts sérieux le disent, le mieux est de ne rien boire. Idéalement, il vaut mieux arrêter de boire ou ne consommer qu'occasionnellement. Mais le message prônant l'abstinence pour toute la population n'est pas entendu, quand il n'est pas moqué. Les messages les plus récents de santé publique recommandent désormais de ne pas boire plus de dix verres par semaine. Ce rapport de l'Agence santé publique France et de l'Inca estime qu'il faudrait en outre respecter au moins deux jours sans une seule goutte d'alcool. Et pas plus de deux verres standard par jour. À vrai dire, au regard des données scientifiques, il s'agit surtout d'une concession à l'attrait des Français pour l'alcool. Certains experts auraient souhaité qu'un message sanitaire soit indiqué sur toutes les bouteilles, stipulant que toute consommation d'alcool comporte des risques, quelle que soit la quantité. Mais le message aurait été sans doute difficile à faire passer[21].

Ces recommandations sont basées sur la démonstration, comme nous l'avons vu, que le risque de cancer existe dès le premier verre quotidien, risque faible mais réel, quel que soit le type de boisson consommée. Elles ne font pas de distinction entre les hommes et les femmes, même si ces dernières sont plus vulnérables aux effets de l'alcool. En revanche, les experts précisent que l'alcool doit être proscrit chez les femmes enceintes, l'enfant et l'adolescent. Le fœtus n'a pas d'enzyme pour métaboliser l'alcool, il est alors exposé de plein fouet à l'acétaldéhyde de la mère, si elle boit, avec des conséquences graves. Les jeunes enfants et les adolescents sont très sensibles parce que leur système enzymatique permettant l'élimination de l'alcool est immature.

La durée de la consommation augmente-t-elle le risque ?

Peu d'études ont examiné ce lien. L'une d'entre elles indique que c'est après 20 ans de consommation que le risque de cancer de la bouche augmente de manière significative. Mais la dose d'alcool est aussi un paramètre à prendre en compte. Des travaux français suggèrent, concernant le cancer de l'œsophage, que pour une consommation cumulée équivalente, une consommation élevée d'alcool sur une courte période augmenterait davantage le risque qu'une consommation plus faible sur une longue période.

---

21 Réseau Nacre, 2017. Consommation d'alcool et risque pour la santé : quelles sont les recommandations 2017 de l'avis d'experts coordonné par Santé publique France et l'Inca ?

Le risque de cancer baisse après l'arrêt d'une consommation excessive d'alcool, il diminue à partir de trois ans d'abstinence et devient proche de celui de la population abstinente au-delà de la quatorzième année de sevrage.

Quelques repères avec l'alcool

• Limitez votre consommation – de tout type – d'alcool. Pour réduire le risque de cancer, le mieux c'est de ne pas en boire du tout.
• Ne consommez pas plus de 10 verres standard par semaine et pas plus de 2 verres standard par jour.
• Ayez des jours dans la semaine où vous n'en consommez pas du tout.
• En dessous de 10 verres d'alcool par semaine, le risque est faible, *mais pas nul.*
• Pas d'alcool pour les femmes enceintes.
Ces repères de consommation, donnés par le Haut Conseil de la santé publique offrent désormais un message bien plus clair et audible, que la proposition d'une abstinence totale difficile à entendre.

3

ZÉRO TABAC, 20 % DE CANCERS ÉVITÉS

Le tabac est la première cause de mortalité par cancer évitable. Il est responsable de près de 30 % des décès par cancer et de 30 % de la mortalité prématurée avant 65 ans. Il s'agit d'un produit toxique inutile et meurtrier en vente libre. Ce paradoxe désespère les médecins qui prennent en charge les patients souffrant notamment de cancer du poumon. L'engouement de la population, et en particulier des jeunes pour le tabagisme, a du mal à s'infléchir. Le tabac est le seul produit « courant » qui, utilisé comme prévu par les fabricants, tue la moitié de ses consommateurs réguliers. Cela explique aussi la nécessité pour l'industrie du tabac de trouver chaque jour de nouveaux clients, nouvelles victimes, en particulier parmi les jeunes.

La cigarette, inventée au milieu du XIXe siècle, connaît un développement très rapide au XXe siècle chez les hommes d'abord, les femmes puis les enfants, dans les pays développés puis dans le reste du monde. Ce n'est qu'au milieu du XXe siècle que les conséquences sanitaires sont découvertes, mais elles ne provoquent à ce stade qu'une incrédulité du public, liée en partie aux stratégies de dénégation de l'industrie du tabac, ce qui retarde la prise de conscience. En 1986, l'Organisation mondiale de la santé (OMS) établit son premier plan d'action contre le tabac, en 1999 elle élabore un traité international sur le sujet, la Convention-cadre pour la lutte antitabac (CCLAT), qui devient applicable en 2005. Il s'est donc passé près de dix ans entre le plan d'action et son application. Et il y a encore de longues discussions entre pays-membres sur ce sujet. Près de 51 millions de fumeurs sont morts de leur tabagisme depuis 1986 et, chaque année qui passe, 5,4 millions de personnes y succombent. Le problème ne fait que s'amplifier : 100 millions de morts au XXe siècle, 1 milliard prévu au XXIe siècle si rien ne change[22]. Cette évolution de la mortalité est liée à l'augmentation du tabagisme dans les pays en voie de développement, alors que cette pratique commence à régresser dans certains pays développés.

UNE ÉVIDENCE VIEILLE DE 70 ANS

Il fut un temps où l'on pouvait fumer partout. On ne s'en privait d'ailleurs pas dans les espaces clos, et même dans les cabinets médicaux. Personne n'imaginait que la fumée du tabac puisse être dangereuse. C'est tellement léger, la fumée, tellement vaporeux, éphémère. Les premières cigarettes manufacturées ont été vendues en Espagne vers 1830. En Grande-Bretagne en particulier, avant la seconde guerre mondiale, près de 80 % des hommes fumaient. Mais l'engouement en Europe et aux États-Unis a vraiment commencé au lendemain de la guerre. D'ailleurs, jusqu'en 1975, les cigarettes, dites les

22 Dubois G., 2011. Traitements de la dépendance : Quelle place dans le contrôle de la pandémie tabagique ? *BEH*, 20-21.

Troupes, étaient distribuées gratuitement aux soldats de l'armée française, qui s'initiaient souvent ainsi à cette pratique à très haut risque.

Ce sont des chercheurs anglais, Bradford Hill et Richard Doll, qui les premiers se sont rendu compte que quelque chose n'allait pas. Hill était professeur de statistique médicale à la London School of Hygiene and Tropical Medicine et le docteur Doll, lui-même fumeur, travaillait avec lui. Ils se sont aperçus, en 1949, en regardant attentivement les colonnes de chiffres détaillant les causes d'hospitalisation, que le nombre de cas de cancer du poumon avait augmenté depuis quelques années de manière spectaculaire. Jusqu'alors, ce type de cancer était plutôt rare. Ainsi, dans le premier article qu'ils ont publié sur ce sujet[23], dans le *British Medical Journal* du 30 septembre 1950, ils faisaient remarquer, en introduction, qu'en un quart de siècle, entre 1922 et 1947, le nombre annuel de morts par cancer du poumon en Grande-Bretagne était passé de 612 à 9 237…

Ils ont immédiatement pensé que la cause de cette augmentation était les fumées des automobiles qui commençaient à se démocratiser. Ils ont aussi envisagé que ces cancers soient liés à la pollution industrielle qui frappait massivement les grandes villes britanniques et leurs environs. Pour analyser ce phénomène inquiétant, ils ont alors décidé de mener, pour la première fois d'ailleurs, une étude dite cas-témoin. Il s'agissait de comparer le mode de vie de deux groupes de population : l'un atteint de cancer du poumon et l'autre non affecté par une telle maladie. Concrètement, les personnes incluses dans l'étude devaient répondre à une série de questions

23 Doll R., Hill B., 1950. Smoking and carcinoma of the lung. *British Medical Journal*, 2 (4682), 738-748.

très précises sur leurs habitudes et leur mode de vie. Et les chercheurs se sont alors mis à chercher des différences de comportement pour percer les causes de l'apparition du cancer du poumon.

Les conclusions de cette enquête historique publiée en septembre 1950 ont alors révélé que ce qui distinguait les malades atteints d'un cancer du poumon et ceux qui n'en souffraient pas, c'était la consommation de tabac. Cette consommation était nettement plus fréquente, nettement plus importante, nettement plus ancienne, pour les personnes souffrant de cancer du poumon que pour les autres. Ce premier signal d'alerte a été immédiatement contesté par l'industrie du tabac, qui y a tout de suite vu un frein majeur à sa volonté de développement. Pourtant, déjà, il y a près de 70 ans, Hill et Doll affirmaient sans hésiter, sans demi-mesure ni hésitation : les personnes qui fument plus d'un paquet par jour ont 50 fois plus de risque que les non-fumeurs d'avoir un cancer du poumon. À l'époque, rappelons que 80 % des Anglais fumaient (et aussi pas mal de Français, d'Américains, d'Européens). Il aura fallu déployer beaucoup, beaucoup d'énergie pour que cette consommation régresse, lentement, en Grande-Bretagne. La vérité sur le tabac a été découverte il y a près de sept décennies et aujourd'hui encore nos enfants s'initient au tabac tranquillement à l'école, avec leurs pairs, en ignorant tout de ces recherches.

34 000 MÉDECINS BRITANNIQUES SUIVIS PENDANT 50 ANS

Doll aura consacré sa vie à l'étude des effets du tabac sur la santé. En 1951, fort de cette première découverte, lui et Hill décident de lancer une autre enquête d'une ampleur jamais égalée, en tout cas pour l'époque. Pour cela, ils choisissent en 1951 d'examiner les effets du tabac sur les médecins (tous masculins) qui, à l'époque dans leur grande majorité, étaient des fumeurs invétérés. Dans cet objectif, 34 000 médecins britanniques seront suivis pendant plus de 50 ans : c'est la première étude de cohorte prospective. Doll estime que si le tabac tue, il est possible d'impressionner la population en montrant que même les médecins sont vulnérables, eux que le commun des mortels croit protégés de tout et vivant de manière vertueuse. Cette enquête aura aussi été une démarche formidable pour sensibiliser les médecins britanniques aux dangers du tabac, leur permettant à leur tour de mettre en garde leurs patients contre une telle addiction.

Dès 1954, soit trois ans après le début de l'étude, un excès de mortalité par cancer du poumon apparaît chez les médecins fumeurs par rapport aux autres. Régulièrement, l'équipe de Hill, puis celle de Doll, par des publications dans la presse scientifique internationale, informent le monde de l'état de santé de ces médecins anglais. Chaque publication met en évidence un décalage de plus en plus important, entre les médecins fumeurs et les non-fumeurs, en termes de risque de cancer et d'espérance de vie. En 1964, ils montrent que la mortalité des fumeurs dépasse d'un tiers celle des non-fumeurs, avec plus de cancers du poumon, du larynx, du pharynx, de l'œsophage. En 1994, le constat s'est aggravé : il apparaît qu'environ la moitié des fumeurs de cigarettes réguliers seront tués par leur habitude et que l'espérance de vie est plus courte de dix ans dans ce groupe. La dernière étude publiée en 2004, au bout de plus de 50 ans de surveillance, alors que Doll, anobli par la reine en 1971, vient de fêter ses 90 ans, conclut que la probabilité de mourir prématurément avant 69 ans est deux fois plus importante pour les fumeurs. Parmi les bonnes nouvelles, ce travail historique montre cependant que l'arrêt du tabac, à tout âge, augmente l'espérance de vie. L'abandon de la cigarette offre toujours un bénéfice sur la santé.

80 % DES CANCERS DU POUMON SURVIENNENT CHEZ DES FUMEURS

Depuis ces recherches historiques et spectaculaires, de très nombreux rapports scientifiques, enquêtes, travaux, analyses, se sont penchés sur les liens entre tabac et cancer. Cela a permis d'observer que si le cancer du poumon est largement spécifique au fumeur (près de 80 % des cancers du poumon surviennent chez le fumeur, avec un risque multiplié par 20), d'autres tumeurs sont liées au tabagisme. Ainsi, il existe un lien causal entre le tabac et le cancer de la bouche, de la gorge, de l'œsophage, de la vessie, du rein, de l'estomac, du foie, du pancréas, du côlon et du rectum, de la cavité nasale, de l'ovaire et du col de l'utérus… Dans les années 2000, c'est le cancer de la vessie qui est venu s'ajouter à cette liste macabre, dès lors que l'on pouvait mesurer avec précision le rôle que le tabac jouait dedans. Ainsi, les fumeurs ont trois fois plus de risque d'avoir une tumeur de la vessie que les non-fumeurs. Pour ce qui est des cancers des voies aérodigestives supérieures (VADS), la consommation de tabac seul multiplie le risque par dix et s'il est consommé avec de l'alcool, le risque de cancer des VADS est alors treize fois supérieur par rapport à ceux qui ne prennent ni l'un ni l'autre.

De manière globale, la part des cancers attribuables au tabac en France, pour l'année 2015, est de 54 142 pour les hommes et de 14 360 pour les femmes, soit

68 502 nouveaux cancers. Au total, 46 000 personnes meurent chaque année en France d'un cancer en lien avec le tabac. C'est-à-dire que le tabac est responsable de 42 % des décès par cancer chez l'homme et de 13 % des décès par cancer chez la femme. Si l'on tient compte du fait que le tabac tue aussi par maladies cardiovasculaires et par insuffisance respiratoire, le bilan de la cigarette est accablant avec 73 000 morts par an, juste pour notre pays. Près de 13 % de l'ensemble des décès seraient liés au tabac en France, soit 20 % des décès pour les hommes et 6 % des décès féminins. De manière globale, un décès sur huit est dû au tabac, dont un décès masculin sur cinq et un décès féminin sur seize. Mais surtout, entre 35 et 64 ans, le tabac est responsable d'un décès masculin sur deux et d'un décès féminin sur trois. Ces chiffres évoluent car le tabagisme qui régresse un peu chez les hommes en France a augmenté chez les femmes, avec une mortalité pour elles en forte croissance[24] .

QU'EST-CE QUE JE RISQUE SI JE FUME DEPUIS LONGTEMPS ?

Le risque « vie entière » d'avoir un cancer du poumon chez un non-fumeur est de 1 % et de 25 % chez un grand fumeur. Le risque de cancer du poumon pour un fumeur dépend de trois facteurs : la dose, la durée et l'âge de début du tabagisme. Ainsi consommer deux fois plus de tabac double le risque. Mais le consommer pendant deux fois plus de temps multiplie le risque par 20. La réduction

---

24 Bonaldi C., 2016. Le tabagisme en France : Comportements, mortalité attribuable et évaluation des dispositifs d'aide au sevrage. *BEH*, 30-31/2016.

Et l'e-cigarette ?

La cigarette électronique est-elle un atout dans la lutte antitabac ou au contraire un fléau de plus à endiguer ? Quels sont les risques liés à son usage ? Les points de vue contradictoires se multiplient dans la presse grand public, mais aussi scientifique. L'e-cigarette est-elle cancérogène ? Les pouvoirs publics anglais défendent eux l'usage de ce nouvel outil qui permet le sevrage. Mais leur point de vue est loin d'être partagé. Une étude japonaise avait fait la une des journaux en 2014 en annonçant que des produits cancérogènes, en particulier le formaldhéhyde, y avaient été mis en évidence[25]. Ce résultat avait suscité un certain émoi. Le formaldéhyde est présent partout, dans les meubles, les produits d'entretien.... En réalité, ce produit ne serait cancérogène qu'à partir d'un certain seuil. Le problème, c'est donc la quantité. Or le tabac contient infiniment plus de substances cancérogènes que la cigarette électronique. Bien sûr, il vaut mieux ne rien fumer ni vapoter. Mais à ce jour, les études de vigilance n'ont pas mis en évidence de risque significatif de cancer avec la cigarette électronique. Malgré le manque de recul, il apparaît que l'e-cigarette contient 100 fois moins de substances cancérogènes que le tabac. Le principal cancérogène du tabac, ce sont les goudrons : il y en a 10 mg dans la fumée d'une cigarette contre zéro dans l'e-cigarette. Les nitrosamines, autre cancérogène, sont présents à la dose d'un milligramme dans une cigarette, pour dix fois moins dans la cigarette électronique. De même pour les aldéhydes, dont le taux est presque toujours plus élevé dans la fumée de cigarette que lors du vapotage[26].

de la consommation, sans sevrage total, n'est donc pas une stratégie efficace. Quelqu'un qui fume dix cigarettes par jour pendant dix ans, puis s'arrête, voit diminuer son risque avec le temps (sans qu'il ne redevienne jamais nul), tandis que celui qui fume cinq cigarettes par jour et conti-

25 www.tobaccoinaustralia.org.au/chapter-1-prevalence/1-3-prevalence-of-smoking-adults (consulté le 11/10/2018).

26 Bekki K., 2014. Carbonyl compounds generated from electronic cigarettes. *Int. J. Environ. Res. Public Health*, 11 (11), 11192-11200.

nue à fumer, s'expose au bout du compte à un risque supérieur. Alors qu'ils ont fumé la même dose cumulée, seul celui qui arrête de fumer complètement voit son risque diminuer avec le temps[27].

Pour surveiller l'épidémie de tabac, l'indicateur le plus sensible est la mortalité par cancer du poumon entre 35 et 44 ans. La mortalité dans cette tranche d'âge baisse de 6 % par an depuis 1996 chez les hommes, mais elle a augmenté de 10 % par an chez les femmes entre 1985 et 1998. Cette mortalité diminue aussi, mais de façon moins spectaculaire, chez les hommes de plus de 45 ans. La mortalité par cancer du poumon chez la femme est en train de dépasser celle par cancer du sein…

Par ailleurs, une enquête américaine publiée dans le *Journal of the National Cancer Institute* a démontré que le tabagisme aurait un impact de plus en plus important sur le risque de cancer de la vessie. Ainsi, dans la période 2002-2004, les fumeurs avaient 5,5 fois plus de risques de cancer de la vessie que les non-fumeurs, contre respectivement 4,2 et 2,9 fois plus au cours des périodes allant de 1998-2001 et de 1994-1998. Cette importante hausse pourrait s'expliquer par l'évolution du conditionnement des cigarettes et l'introduction de certains additifs plus toxiques[28].

Dans une enquête récente de 2017 portant sur 100 000 femmes en Grande-Bretagne, le tabagisme était associé à un risque modeste mais significativement accru de cancer du sein, en particulier chez celles qui avaient commencé à fumer à l'adolescence ou à l'âge de la puberté. Le risque relatif de cancer du sein associé au tabagisme

---

27 Dalsu Baris *et al.*, 2009. A case-control study of smoking and bladder cancer risk: Emergent patterns over time. *J Natl Cancer Inst.*, 101 (22), 1553-1561.

28 Dossus L. *et al.*, 2014. Active and passive cigarette smoking and breast cancer risk: Results from the Epic cohort. *Int J Cancer*, 134 (8), 1871-1888.

était en outre plus élevé chez les femmes ayant des antécédents familiaux de la maladie. Ces résultats sont cohérents avec les résultats de la cohorte européenne Epic (500 000 personnes) qui montre un risque notamment pour le fait de fumer avant la première grossesse.

QUEL EST LE RISQUE ASSOCIÉ AU TABAGISME PASSIF ?

La fumée de tabac contient plus de 4 800 produits chimiques qui sont toxiques et irritants. Soixante-six d'entre eux sont des cancérogènes avérés. Cette fumée n'est pas seulement toxique pour celui qui la fume, mais aussi pour ses proches. L'empreinte du tabagisme des autres sur le non-fumeur est attestée de longue date par différentes analyses biologiques. Elles montrent que le non-fumeur, exposé à la fumée de cigarettes, présente dans le sang et les urines une quantité significative de nicotine et de dérivés cancérogènes du tabac. Une femme vivant avec un fumeur inhalerait en moyenne l'équivalent de deux cigarettes par jour et les études montrent alors une augmentation du risque du cancer du poumon de 50 % (risque multiplié par 1,5 voire 2). Même si le risque est plus faible, l'exposition concerne une large population, responsable d'un impact non négligeable en termes de santé publique. Ainsi, entre 4,5 % (hommes) et 2,8 % (femmes) des cancers du poumon seraient attribuables au tabagisme passif. Celui-ci induit des effets collatéraux bien moins redoutables que le tabac consommé directement mais concerne beaucoup plus de monde. Avant les lois anti-tabac, un même fumeur dans un bureau pouvait faire inhaler de la fumée tous les jours à des dizaines de personnes autour de lui. Aujourd'hui, alors qu'il est désormais interdit de fumer dans les cafés, les restaurants, les bureaux, le fumeur peut toujours en revanche fumer chez lui et donc continuer à diffuser des substances toxiques à ses proches, compagnes, compagnons, enfants... La fumée des autres contient autant de cancérogènes que celle inhalée par le fumeur.

Et le cannabis ? Favorise-t-il le cancer du poumon ?

Les études scientifiques concernant la consommation de cannabis et le risque de cancer, en particulier du poumon, sont encore limitées. Plusieurs publications ont suggéré que le cannabis puisse être un facteur de risque pour le cancer du poumon, notamment en cas de consommation importante et ce indépendamment du risque associé au tabac[29]. Une enquête américaine de 2006, portant sur l'analyse de 19 études, conclut que le goudron et la manière de fumer du cannabis (en inhalant très profondément la fumée) favoriserait les risques de cancer[30]. D'après une grande cohorte ayant suivi près de 50 000 personnes sur 40 ans, la consommation de cannabis double le risque de développer un cancer du poumon chez les sujets ayant fumé 50 joints ou plus dans leur vie, et ce indépendamment du risque associé au tabac, mais pas pour les plus petits consommateurs[31]. Le risque de cancer du poumon serait multiplié par 5,7 chez les grands consommateurs qui auraient fumé un joint par jour ou plus pendant dix ans[32]. Cette étude ne trouve pas non plus d'augmentation du risque chez les faibles consommateurs.
D'autres travaux, notamment celui réalisé par un groupe de travail du CIRC en Tunisie, ne permettent pas de mettre en évidence un lien entre la consommation de cannabis et le risque de cancer du poumon.

29 Mehra R. *et al.*, 2006. The association between marijuana smoking and lung cancer: A systematic review. *Archives of Internal Medicine*, 166 (13), 1359-1367.

30 Entretien personnel avec le Pr Bertrand Dautzenberg, pneumologue.

31 Callaghan R.C. *et al.*, 2013. Marijuana use and risk of lung cancer: A 40-year cohort study. *Cancer Causes Control.*, 24 (10), 1811-1820.

32 Aldington S. *et al.*, 2008. Cannabis use and risk of lung cancer: A case study control. *European Respiratory Journal*, 31 (2), 280-286.

La première grande enquête sur ce sujet a été publiée en 1998 dans le très sérieux *Journal of The National Cancer Institute*. Menée de 1991 à 1995, dans douze grandes villes de sept pays européens et portant sur les collègues de bureau de fumeurs, elle a démontré pour la première fois que les personnes exposées au tabagisme passif avaient un risque accru de 16 à 17 % de souffrir d'un cancer du poumon. Ce travail, contesté là encore par l'industrie du tabac, révèle même l'existence d'un effet dose-réponse, c'est-à-dire que plus les personnes concernées ont passé du temps auprès d'un gros fumeur et plus le risque de cancer du poumon est élevé. Par ailleurs, le type de cancers liés au tabagisme passif est similaire à celui observé chez les fumeurs. D'autres travaux ont confirmé ces données. Chaque année en France, quelques centaines de cas de cancer du poumon seraient liés à ce tabagisme passif. Et si les différentes législations protégeant de la fumée des autres contribuent à réduire ce risque dans l'espace public, elles restent impuissantes au sein de l'espace privé…

LE SEVRAGE TOTAL, SEULE SOLUTION POUR RÉDUIRE LE RISQUE

La seule manière de réduire le risque de cancer lié au tabac, pour le fumeur comme indirectement pour ses proches, c'est le sevrage total. Certains pays se sont engagés dans des stratégies de longue haleine pour lutter contre le tabagisme, comme l'Australie ou la Nouvelle-Zélande, avec des résultats intéressants, puisque le pourcentage de fumeurs dans ces pays est passé sous la barre des 15 %. Des politiques publiques visant à augmenter brutalement et fortement le prix du paquet de cigarettes, à interdire le tabac dans tous les lieux publics en intérieur comme en extérieur, ainsi qu'à imposer le paquet neutre et la vente sous le comptoir (les paquets ne sont plus exposés), mais aussi l'aide gratuite au sevrage tabagique ou les amendes massives pour les buralistes qui vendraient du tabac à des moins de 18 ans... ont contribué à obtenir ces résultats très favorables sur les consommations qui continuent à régresser. La volonté politique est le seul facteur qui permettra de faire régresser le tabagisme en France où 30 % des adultes continuent à fumer régulièrement.

Mais comment arrêter de fumer ? D'abord, en évitant de commencer bien sûr, car ensuite, dans la mesure où il s'agit d'un produit addictif, il est très difficile d'arrêter. Malheureusement, il n'existe aucune méthode pour arrêter de fumer offrant 100 % de chances de succès. Première stratégie anti-tabac : il est possible d'essayer de se sevrer tout seul. La force de la volonté permet parfois d'y parvenir. Sinon, la seconde étape est de consulter son médecin généraliste. Il a été montré que le conseil individuel sur le tabac, c'est-à-dire un entretien de dix minutes avec un professionnel de santé qui stimule la volonté et démontre l'intérêt du sevrage pour la santé, multiplie par 1,4 les chances de succès de l'arrêt. Les thérapies de groupe (techniques cognitivo-comportementales) ont aussi démontré leur efficacité mais sans faire franchement mieux que le conseil individuel. Les substituts nicotiniques sous toutes leurs formes (gommes, patchs...) multiplient par 1,5 à 1,7 les chances de succès des tentatives d'arrêt du tabac[33]. La cigarette électronique est parfois recommandée par les pneumologues pour arrêter de fumer. Selon le Baromètre santé 2014 de l'Inpes, un

33 Lancaster T., Stead L.F., 2017. Individual behavioural counselling for smoking cessation. Cochrane Database Syst Rev.

fumeur qui utilise également une e-cigarette diminuerait sa consommation de tabac, en moyenne, de neuf cigarettes par jour. Mais l'objectif final, c'est bien sûr l'arrêt définitif du tabac sous toutes ses formes et de la cigarette électronique qui reste un pis-aller.

Sur le plan politique, il est démontré qu'une des mesures les plus efficaces pour inciter les fumeurs à arrêter de fumer, c'est l'augmentation tant décriée par les buralistes des prix du tabac. Dans le cadre du premier plan cancer, entre 2002 et 2004, le prix du paquet le plus vendu est passé de 3,6 à 5 euros. Cette taxation importante a entraîné une chute des ventes de cigarettes de 33 % entre 2002 et 2004, et une baisse du nombre de fumeurs. Pour l'OMS, l'augmentation des prix est la méthode la plus efficace pour réduire les consommations. Une augmentation de 10 % du prix payé par le consommateur réduit de 4 % les ventes et a un impact encore plus fort sur les jeunes (– 8 % de ventes les concernant) et sur les personnes en situation de précarité.

4

RÉDUIRE LE RISQUE DE CANCER EN SE PROTÉGEANT DU SOLEIL

À l'heure actuelle, il n'y a plus de doute. Le rayonnement solaire est classé cancérogène certain pour l'homme par le CIRC depuis 1992. Cette décision a été prise après de multiples expérimentations animales et des dizaines d'études épidémiologiques d'ampleur. Mais le soleil a aussi des effets bénéfiques sur la santé. Comment, dans ces conditions, gérer sa relation au soleil ? C'est tout l'objet de ce chapitre[34].

S'exposer au soleil (ou en cabines de bronzage), c'est s'exposer à un rayonnement ultraviolet. Or ce rayonnement est le principal facteur de risque des cancers de la peau. Le soleil, cet astre qui nous éclaire et nous réchauffe, ne nous veut ainsi pas que du bien. Même si dans l'inconscient collectif d'aujourd'hui, il est associé à l'idée de bien-être, de repos, de sérénité, ces images d'Épinal

34 El Ghissassi F. *et al.*, 2009. A review of human carcinogens. Part D: Radiation. *The Lancet Oncology*, 10 (8), 751-752.

doivent être revues à la lumière des connaissances sur les liens entre soleil et cancer. Le soleil, c'est Dr Jekyll et Mr Hyde : d'un côté, ses bienfaits (production de vitamine D, bien-être…) sont incontestables ; de l'autre côté, ses effets nocifs apparaissent clairement documentés. Le juge de paix entre les deux, c'est la dose. Le fait est que les populations occidentales sont en surdosage de soleil depuis plus de 50 ans, en raison de l'action conjuguée d'une mode qui valorise les peaux bronzées, d'un temps accru consacré aux loisirs et aux vacances, et du développement du culte du corps, qui doit désormais se montrer, en particulier l'été, le plus possible libéré de toute contrainte vestimentaire.

Avec environ plus de 80 000 nouveaux cas par an en France, les cancers de la peau connaissent une croissance importante depuis les cinq dernières décennies. Mais tous n'ont pas la même gravité. Les carcinomes cutanés, ou cancers de la peau non mélanome, les plus nombreux, sont en général de bon pronostic. Ils se développent dans les cellules de l'épiderme, soit au niveau de la couche basale (on parle de carcinome basocellulaire), soit au niveau des couches supérieures (carcinome épidermoïde). Par contre, le mélanome malin est une forme très agressive. C'est une tumeur maligne qui se développe à partir des mélanocytes, les cellules responsables de la pigmentation de la peau. Le nombre de nouveaux cas par an (l'incidence) de mélanome a plus que triplé depuis 1980. Les experts réunis par le CIRC ont estimé qu'en France, en 2015, 10 340 cas de mélanomes étaient attribuables à l'exposition aux rayons UV solaires, ce qui correspond à 83 % de tous les mélanomes et à 3 % de tous les cas de cancer cette année-là. Par ailleurs, 382 cas de mélanomes étaient attribuables aux cabines de bronzage.

QUELS SONT LES MÉCANISMES QUI FONT DU SOLEIL UN FACTEUR DE RISQUE ?

Le soleil émet trois types de rayons ultraviolets aux longueurs d'ondes différentes : les UVA, les UVB et les UVC. Très nocifs, les UVC ne traversent heureusement pas la couche d'ozone et n'atteignent donc pas la peau. À la surface de la Terre, le rayonnement solaire est par conséquent composé majoritairement d'UVA (95 %) et d'UVB (environ 5 %).

À l'occasion d'un bain de soleil par exemple, nous sommes donc exposés à ces UVA et UVB. Les UVA contrairement aux UVB ne sont arrêtés ni par les nuages, ni par les vitrages. Les UVB, s'ils ne représentent que 5 % des rayons, sont les principaux responsables du bronzage et des coups de soleil : ils pénètrent dans l'épiderme tout en ne dépassant pas sa surface, où ils activent les mélanocytes qui produisent alors de la mélanine, un pigment colorant l'épiderme. Tout le contraire des UVA, beaucoup plus nombreux, qui pénètrent très profondément dans la peau jusqu'au derme. Plus sournois, ils peuvent créer des dégâts dans l'ADN et sont aussi responsables du vieillissement cutané.

Si le rayonnement solaire, dans son ensemble, est classé cancérogène depuis 1992, les UVA et les UVB qui le composent le sont aussi individuellement depuis 2009. Les recherches expérimentales sur différents modèles animaux ont démontré leur pouvoir cancérogène, et ils sont impliqués tant dans les carcinomes que les mélanomes. Les données reposent aussi sur des études épidémiologiques solides[35]. En revanche, le potentiel

35 IARC Working Group Reports, 2006. Exposure to artificial UV radiation and skin cancer.

génotoxique des UVA a été longtemps sous-estimé. On n'a démontré qu'assez récemment que, tout comme les UVB, ils provoquaient, au niveau de l'ADN des cellules de la peau, différents types de mutations, aujourd'hui bien identifiées par les chercheurs. Il a été ainsi montré que si les lésions de l'ADN induites par les UVA étaient 1 000 à 10 000 fois moins fréquentes que celles liées aux UVB, elles se produisaient dans les couches les plus profondes de l'épiderme et leur réparation par le corps était moins efficace.

Le rôle du soleil dans l'apparition du mélanome malin est complexe

Le lien entre mélanome malin et soleil a été découvert assez tardivement, au début des années 1980. Il a fallu beaucoup de temps avant de comprendre comment il était lui aussi la conséquence de l'exposition aux ultraviolets. Et les mécanismes biologiques qui en sont à l'origine n'ont pas encore livré tous leurs secrets.

Le mélanome malin, tumeur développée aux dépens des mélanocytes, n'apparaît pas nécessairement sur des zones chroniquement exposées au soleil. Il serait davantage lié à une exposition aiguë au soleil au cours de l'enfance ou de l'adolescence. C'est une étude intéressante réalisée en Australie sur des migrants venant de pays moins ensoleillés, en particulier d'Écosse, qui a permis de tirer des conclusions incontestables. Ce travail a montré que le risque de mélanome malin chez le migrant d'Écosse (pays à faible taux de mélanomes dans les années 1980) dépend de l'âge d'entrée en Australie. Ainsi, s'il y parvient avant l'âge de 15 ans, il aura un risque de mélanome similaire à celui des Australiens (et nettement augmenté par rapport à son pays d'origine). En revanche, s'il s'y installe plus âgé, le risque qu'il développe un mélanome sera inférieur à celui des Australiens (mais un peu plus élevé cependant que celui d'un Écossais resté au pays). Cette étude a permis d'apporter une information importante : l'exposition solaire dans l'enfance est un facteur majeur de risque de mélanome malin, même si l'exposition ultérieure n'est pas à négliger non plus[36].

En réalité, les choses seraient encore plus complexes. Il existerait plusieurs types de mélanomes, influencés de manières différentes par le soleil. Ainsi il a été montré, en Colombie britannique, que les mélanomes malins survenant avant l'âge de 50 ans seraient liés à une exposition intermittente. Alors que ceux survenant chez les plus de 50 ans apparaîtraient sur des zones exposées de façon chronique au soleil. Il y aurait donc un impact à la fois de l'exposition intermittente, mais aussi chronique. En outre, certains aspects de la maladie sont difficilement compréhensibles. Par exemple chez l'homme, la localisation préférentielle du mélanome, c'est le torse, alors que ce sont les membres inférieurs chez la femme.

Les études épidémiologiques ont aussi permis de découvrir que certains facteurs favorisent le mélanome malin : le fait d'être doté d'une peau claire, de cheveux blonds, d'avoir de nombreux grains de beauté. Il y a aussi davantage de mélanomes malins dans les pays du Nord (où il y a peu de soleil) que dans ceux du Sud (largement ensoleillés une bonne partie de l'année). Ce paradoxe apparent s'expliquerait par la pigmentation plus foncée des populations du Sud (qui est un facteur de protection) et aussi par un comportement différent face au soleil.

36 Veierod M.B. *et al.*, 2003. A prospective study of pigmentation, sun exposure, and risk of cutaneous malignant melanoma in women. *J Natl Cancer Inst*, 95 (20), 1530-1538.

Dans les pays du Sud, la population s'abrite, se protège, ne sort pas pendant les heures les plus lumineuses de la journée, vit le soir... Ainsi en Europe, le taux de mélanome malin le plus élevé se retrouve chez les Norvégiens. Ceux-ci migrent massivement vers le Sud de l'Europe pendant l'été pour des expositions solaires longues et consciencieuses. De surcroît, leur phototype, cheveux et yeux clairs, combiné à la pratique du bronzage, les expose particulièrement au risque de cancer. À l'époque de nos grands-mères, il était franchement vulgaire d'être bronzée, d'avoir la peau foncée, qui renvoyait au teint des « sans grades » : manœuvres et paysans. Depuis plusieurs décennies déjà, le bronzage est synonyme de jeunesse, de beauté, de vacances, de repos, d'activité sportive... bref, de bonne santé. La mode du bronzage a fait exploser le mélanome malin.

Et les cabines de bronzage ?

Les cabines à UV sont des facteurs de risque de cancers de la peau et le CIRC a classé en 2009 leur utilisation comme cancérogène certain pour l'homme. Le risque de mélanome cutané augmente de 75 % lorsque l'on utilise ces appareils avant l'âge de 30 ans. Des études ont ainsi montré que les mélanomes malins chez les moins de 30 ans seraient dus, dans 40 % des cas, aux cabines de bronzage[37]. Et cela de manière incontestable.

Aux États-Unis, 10 % de la population fréquentent chaque année ce type de cabine. La France compterait elle 8 millions d'adeptes. Le Dr Ming Zhang et ses collègues

37 Inca, 2010. Installations de bronzage UV : État des lieux des connaissances sur les risques de cancers.

du service de dermatologie au Massachusetts General Hospital ont étudié, entre 1989 et 2009, 73 500 infirmières et leur attitude vis-à-vis de ces machines à bronzer pendant leurs années de lycée et d'université, puis plus tard, entre 25 et 35 ans. Ils ont recherché les liens entre cette pratique et le cancer de la peau. Les résultats de cet important travail montrent clairement que les cabines de bronzage augmentent le risque de développer un cancer cutané, avec un effet proportionnel à la dose. Autrement dit, plus le temps passé en cabine de bronzage est important, plus le risque de cancer s'élève d'autant. Le taux de cancers basocellulaires et spinocellulaires augmente de 15 % à chaque fois que l'on pratique quatre séances de bronzage par an, et celui de mélanome lui s'élève de 11 %. L'étude a par ailleurs relevé que les UV sur les toutes jeunes filles sont beaucoup plus dangereux que pour les 25-35 ans. Comme nous l'avons dit, les UVA peuvent atteindre une couche plus profonde de l'épiderme, avec à la clé des mutations, or ce sont précisément les ultraviolets les plus utilisés en cabine[38]. Les études montrent également une association positive entre l'utilisation d'appareils de bronzage émettant des UV et le mélanome oculaire.

Il n'y a pas de seuil en dessous duquel les UV sont sans risque. La pratique du bronzage par UV n'entraîne aucun bénéfice pour la santé. Elle est donc fortement déconseillée. En Islande où la population est essentiellement composée de... Norvégiens, le taux de mélanome augmente régulièrement de 7,5 % par an. Ce cancer frappe surtout des moins de 50 ans et serait lié aussi au développement des appareils de bronzage, et pas

38 Han J. *et al.*, 2006. Risk factors for skin cancers: A nested case-control study within the Nurses' Health Study. *Int J Epidemiol*, 35 (6), 1514-1521.

Cabines de bronzage : quelle est la règlementation ?

En France, l'Académie nationale de médecine a réclamé l'interdiction complète des cabines de bronzage. Le ministère de la Santé a refusé. En revanche, des règles plus strictes ont été imposées. Ainsi, la loi prévoit l'interdiction aux mineurs : elle impose un contrôle d'identité par l'esthéticienne afin de s'assurer que le client est bien majeur. Les forfaits de séances « illimités », les offres promotionnelles avec des séances UV offertes et tarifs préférentiels sont désormais également interdits.
Le Brésil et l'Australie sont à ce jour les seuls pays à avoir eu le courage de les prohiber définitivement, parce qu'elles sont dangereuses et inutiles. L'exposition aux rayons dans le cadre de ces cabines se surajoute aux rayonnements naturels pour accroître les risques.

seulement aux vacances à l'étranger. À la suite de campagnes d'information en Islande, et de la réglementation des cabines de bronzage, l'incidence des mélanomes a commencé à baisser. Les Norvégiennes souffrant d'un mélanome après s'être exposées aux ultraviolets artificiels présentent la maladie en moyenne deux ans et demi plus tôt que les patientes ayant déclaré le même cancer, sans s'être exposées aux cabines de bronzage.

Au total 14 000 cas par an de mélanome

En France, en 2012 pour 100 000 habitants, 11 nouveaux cas de mélanome pour les femmes et 10 nouveaux cas pour les hommes, soit 14 000 nouveaux cas par an ont été diagnostiqués. L'analyse de l'évolution du nombre de nouveaux cas annuels montre une augmentation linéaire de la fréquence de cette maladie. En revanche, la mortalité est légèrement en baisse, notamment grâce aux campagnes de dépistage et de sensibilisation qui incitent la population à consulter dès l'apparition d'une tache anormale sur la peau. Le mélanome malin se caractérise par le fait qu'il s'agit d'un cancer dont il est possible de guérir, si la tumeur est peu évoluée et en particulier si son épaisseur, au moment du diagnostic, est inférieure à 0,75 mm. En Australie, le nombre de mélanomes continue à augmenter, mais la mortalité est en baisse grâce au dépistage précoce.

Et les autres cancers de la peau ?

Les carcinomes cutanés, basocellulaires et épidermoïdes, sont de loin les cancers les plus fréquents. Comme ils ne sont pas répertoriés dans les registres des cancers, il est difficile d'évaluer précisément leur nombre. Beaucoup plus fréquents que les mélanomes, ils ont également augmenté au cours des 30 dernières années[39]. Les cancers de la peau basocellulaires et épidermoïdes affectent surtout des personnes âgées. On connaît depuis plus d'un siècle l'existence des carcinomes cutanés de la peau chez les personnes qui travaillent à l'extérieur (comme les marins, les agriculteurs), souvent après l'âge de 50 ans. Ces cancers apparaissent sur des zones chroniquement exposées au soleil. Dans 70 % des cas, il s'agit de carcinomes basocellulaires, d'évolution lente et qui se développent localement et non à distance. On estime entre 80 000 et 100 000 le nombre de nouveaux cas chaque année. Les carcinomes épidermoïdes, minoritaires en nombre, mais plus agressifs, peuvent être associés à une atteinte des ganglions lymphatiques, mais plus rarement à un risque de métastases. Ils apparaissent surtout après 60 ans, sur des zones découvertes du corps. Ils se développent parfois sur des lésions dites précancéreuses, comme les kératoses actiniques. La prise en charge de ces carcinomes peut nécessiter des traitements lourds et mutilants dans leurs formes étendues. Mais tous les cancers de la peau ont en commun un même facteur de risque : l'exposition solaire.

39 Langlois C. *et al.*, 2004. Épidémiologie descriptive des carcinomes basocellulaires. XXVIIIe réunion du groupe pour l'Épidémiologie et l'enregistrement du cancer dans les pays de langue latine (Grell), Montpellier, 2004.

Le mélanome malin frappe une population plutôt jeune, issue d'un milieu souvent favorisé. Les femmes sont atteintes plus précocement que les hommes. C'est notamment la conséquence d'un comportement inadapté face au soleil, pendant les vacances, en particulier dans l'enfance, l'adolescence et chez l'adulte jeune.

PRÉVENIR ET SE PROTÉGER

Outre la prévention des coups de soleil et des expositions excessives, la seule manière de réduire la mortalité par cancer de la peau et essentiellement par le mélanome malin est le dépistage précoce. En effet, lorsque cette tumeur est diagnostiquée tôt, la guérison peut être de 100 %. Un diagnostic tardif est associé à un pronostic péjoratif. Chaque année, le Syndicat national des dermatologues et vénérologues organise au mois de mai, une journée de dépistage gratuit des cancers de la peau, pour sensibiliser les Français à la prévention et au dépistage.

Comment identifier soi-même un cancer de la peau ?

Concernant la peau, il est possible de s'examiner soi-même (en tout cas en grande partie). Il faut ensuite consulter un expert, si l'on fait partie des groupes à risque, si l'on a observé une lésion suspecte. À quoi ressemble un cancer de la peau ? Pour ce qui est du mélanome malin qui, pris à temps, guérit dans 100 % des cas, répétons-le, plusieurs critères permettent de le suspecter, même si seul l'œil expert du spécialiste et surtout la biopsie vont le confirmer. Dans 20 % des cas, il se développe sur un grain de beauté déjà existant, dans 80 % des cas, il apparaît *de novo*. Il s'agit d'une lésion cutanée, de forme non circulaire, caractérisée par une asymétrie. Les bords sont irréguliers, dentelés, mal délimités. La coloration est hétérogène, mêlant plusieurs couleurs : noir, bleu, marron, rouge ou blanc. Le diamètre est important, en général supérieur à 5 mm. L'évolution doit être prise en compte : toute tache qui change d'aspect rapidement doit constituer un signe d'alerte. La grille d'évaluation dite ABCDE d'une lésion cutanée est facile à mémoriser : A pour asymétrie, B pour bords irréguliers, C pour couleurs multiples, D pour diamètre important, E pour évolution. Les coups de soleil pendant l'enfance seraient les principaux facteurs de risque de ce cancer, nous l'avons vu, mais des prédispositions génétiques ont également été identifiées.

Les carcinomes basocellulaires sont d'aspect multiforme et apparaissent le plus souvent au niveau du visage, du cou ou autres zones découvertes du corps, dans le dos par exemple. Le carcinome basocellulaire nodulaire se présente comme une lésion surélevée avec une surface brillante, qui développe souvent une petite plaie en son centre. D'autres, plus superficielles, se présentent sous forme de taches fines, brunes ou rouges. Elles peuvent être facilement confondues avec des plaques sèches, des kératoses actiniques (modifications cutanées ayant l'aspect de croûtes, reposant sur une base rouge...), de l'eczéma ou du psoriasis, mais elles sont insensibles aux crèmes hydratantes ou à base de cortisone. Les patients consultent typiquement pour une petite plaie qui ne guérit pas. Les carcinomes basocellulaires évoluent lentement. Leur danger est lié à un potentiel invasif local qui peut entraîner des destructions de tissus. Une simple chirurgie, souvent sous anesthésie locale, suivie d'une surveillance régulière permet de traiter la grande majorité d'entre eux.

Comment se protéger des effets néfastes du soleil ?

On sait que chaque dose d'UV ajoute une fraction de risque sans effet seuil. Plus on s'expose, plus on augmente le risque. Il est très difficile de définir une exposition acceptable. Le soleil est responsable non seulement de cancers mais aussi du vieillissement de la peau. Selon l'âge, la sensibilité de la peau n'est pas la même. La peau des enfants jusqu'à la puberté est fine et le système pigmentaire immature, ce qui la rend plus vulnérable aux effets cancérogènes des ultraviolets. Les bébés eux ne doivent pas être exposés du tout au soleil et la plus grande prudence s'impose avec les jeunes enfants.

La sensibilité de la peau au soleil varie aussi d'une personne à l'autre. Ainsi, tous les adultes ne sont pas égaux face au risque lié au soleil. Le phototype est un critère important. Les personnes à peaux claires et aux cheveux blonds ou roux, aux yeux clairs, ceux ayant de

Jusqu'où faut-il aller dans la prévention solaire ?

L'Australie, qui paye un lourd tribut au mélanome malin du fait d'une population essentiellement blanche, blonde et aux yeux bleus, vivant dans un environnement avec un très fort taux d'ensoleillement toute l'année, est un modèle en termes de prévention. La lutte contre les cancers de la peau a été érigée en priorité de santé publique, avec des actions de prévention et de dépistage menées à plusieurs niveaux. Ainsi, par exemple, il n'est pas question qu'un arrêt de bus ne soit pas abrité par un toit, pour procurer de l'ombre aux voyageurs en attente. Dans plusieurs États australiens, il existe des boutiques nationales de prévention, avec des sites Internet dédiés, qui vendent de la crème solaire en bidon, à faible coût, des chapeaux à bas prix, des T-shirts conçus pour protéger du soleil... La protection efficace contre le soleil est avant tout vestimentaire : chemise à manches longues, pantalon, chapeau, lunettes de soleil. La crème solaire doit être appliquée sur toute la peau qui dépasse : mains, visage, cou...

nombreuses taches de rousseur ou encore beaucoup de grains de beauté, sont les plus à risque. Chez ces personnes, le bronzage est difficile et la sensibilité aux ultraviolets importante. Outre le phototype, la sensibilité de la peau aux ultraviolets et le risque de cancer dépendent de plusieurs autres facteurs de risque individuels. Les antécédents familiaux de cancer, la présence de nombreux grains de beauté, un état immunodéprimé, constituent autant de facteurs de risque. Certains médicaments, antibiotiques, somnifères, antidépresseurs... augmentent aussi la réactivité de la peau aux UV.

Comment choisir sa crème solaire ?

Plusieurs critères sont importants : la crème doit protéger contre les UVA et les UVB et avoir un indice de protection suffisant, qu'il s'agisse d'un écran de type physique (minéral) ou chimique. Selon une étude américaine publiée le 18 juin 2015, peu de consommateurs comprennent les étiquettes des produits solaires et ce que représentent les indices de protection. L'indice FPS (facteur de protection solaire) ou SPF (*Sun Protection Factor*) correspond à un facteur de multiplication du temps qui serait nécessaire pour que survienne un coup de soleil sans protection. Cela signifie qu'avec une crème solaire d'indice 30, il faudra 300 minutes d'exposition pour attraper un coup de soleil, alors que le coup de soleil lors d'une exposition sans protection aurait mis 10 minutes pour apparaître... Ce temps de protection demeure théorique. Il nécessite des quantités de crème que nous sommes bien loin d'appliquer : 2 mg de produit par centimètre carré de peau, soit environ 6 cuillères à café pour le corps entier d'un adulte de taille moyenne. Sans oublier qu'aucune protection n'arrête totalement des rayons du soleil.

C'est pour cette raison que, même enduits de crème, nous bronzons. Une crème d'indice 30 laisse passer 10 % des UVB et une crème d'indice 50 en laisse passer 5 %.

Comment ces crèmes peuvent-elles protéger la peau ? Les crèmes avec filtre chimique, constituées de molécules artificielles, absorbent les rayonnements à la place de la peau. Les laboratoires qui les produisent sont ainsi obligés de choisir parmi une liste de filtres définis par les autorités de santé. Les filtres chimiques, à l'efficacité incontestable, ne présentent que très peu de risques. Ils ont été mis en cause dans l'altération des massifs coralliens du Pacifique, mais pas dans des risques sanitaires. Comme pour n'importe quel cosmétique, il y a un risque minime d'allergie ou d'intolérance. Dans ce cas, il vaut mieux se tourner vers les écrans minéraux.

L'écran solaire : crème de jouvence ?

Dans le cadre d'une étude australienne, parue en 2013 dans *Annals of Internal Medicine*[40], les chercheurs ont demandé à la moitié d'une population de femmes de mettre de la crème solaire d'un facteur de protection 15 chaque matin et de renouveler l'application en cas de baignade ou encore de sortie prolongée, et à l'autre moitié de poursuivre leur utilisation occasionnelle habituelle. Ils ont par ailleurs analysé la peau du dos de la main et du cou de chaque participant(e) au début et à la fin de l'étude.

Ils constatent que l'utilisation quasi quotidienne de crème solaire réduit d'un quart les signes de vieillissement cutané par rapport à un usage occasionnel. Les utilisatrices très régulières ont une peau plus élastique, moins sèche, moins marquée et moins pigmentée que les personnes qui ne se protègent pas ou peu et ce quel que soit leur âge.

40 Maria Celia B. *et al.*, 2013. Sunscreen and prevention of skin aging: A randomized trial. *Ann Intern Med.*, 158 (11), 781-790.

Les filtres 100 % minéraux, aussi appelés filtres physiques, ont une action différente : composés d'un assemblage de microparticules de minéraux (le plus souvent oxydes de zinc ou de titane), ils réfléchissent les UV, à la façon d'une barrière. Naturels, ils sont moins allergisants et sont efficaces dès l'application. Plus une peau est claire, plus elle a besoin d'un indice élevé.

La prévention des cancers de la peau passe par d'autres mesures simples, comme éviter le soleil aux heures les plus chaudes, soit entre midi et 16 h. En été, il faut choisir un endroit ombragé lorsque l'on reste dehors et se protéger avec des vêtements à manches longues, des chapeaux...

Les dix minutes de bienfaits du soleil

La peau, sous l'effet des rayonnements UV du soleil, produit de la vitamine D, qui joue un rôle important dans la formation, la croissance et la réparation des os, pour l'absorption normale du calcium et pour un bon fonctionnement du système immunitaire. Certaines études suggèrent un lien entre la vitamine D dans le sang et une diminution du risque de cancer du côlon et du rectum, et de cancer du sein. Mais les données ne sont pas complètement concordantes. L'éventuelle réduction du risque de cancer associée à l'exposition solaire *via* l'effet de la vitamine D n'est pas établie avec certitude. La supplémentation en vitamine D ne peut donc être recommandée pour une prévention des cancers.

En réalité, il suffit au printemps et en été d'exposer 10 à 20 minutes en moyenne par jour notre visage et nos mains au soleil pour en retirer notre dose quotidienne nécessaire de vitamine D. En automne et en hiver, un temps d'exposition au soleil un peu plus long, plusieurs fois par semaine, est nécessaire. Pour éviter le risque de carence, l'organisme dépend alors davantage de la vitamine D provenant de l'alimentation, en particulier des poissons gras (hareng, saumon...), ou des supplémentations en vitamine D prescrites par le médecin en cas de besoin avéré. Il faut toutefois bien reconnaître que nous avons par ailleurs un besoin vital de lumière pour notre moral. En fait, la lumière du soleil régule notre horloge interne, notre rythme veille/sommeil et notre humeur. Mais il n'est pas nécessaire d'être exposé directement au soleil pour bénéficier de ces bienfaits, être dehors en restant à l'ombre est suffisant.

Un peu de soleil, c'est bien, le reste du temps, il faut s'en protéger

Être bronzé n'est pas un signe de bonne santé, pas plus que cela ne protège contre les coups de soleil. Le bronzage est une réaction de défense de la peau contre l'exposition excessive au soleil, parce que celle-ci n'est pas adaptée à la peau. Mais il n'offre qu'une très faible protection, équivalant à un indice de protection 3 des crèmes solaires. Le facteur de risque principal de développer un mélanome est l'exposition excessive aux rayons UV, ou encore les brûlures par le soleil (coups de soleil sévères, avec des cloques) en particulier durant l'enfance ou l'adolescence. Les autres facteurs de risques sont liés aux caractéristiques individuelles : peau et cheveux clairs, antécédents familiaux de mélanome (de premier degré, par le père et la mère), grains de beauté multiples — plus de 50 — et/ou atypiques (par leur aspect au niveau forme et couleur), antécédent personnel de mélanome, maladie provoquant un déficit immunitaire (par exemple personnes atteintes du VIH ou patients traités avec des médicaments immunosuppresseurs). Quand plusieurs facteurs sont présents, leurs effets peuvent se cumuler. Le fait d'avoir une peau très claire et d'avoir connu plusieurs coups de soleil importants multiplie ainsi le risque de mélanome par 10. Et si un troisième facteur, par exemple génétique, s'ajoute, le risque est alors multiplié par 20.

L'exposition aux UV artificiels (cabines de bronzage) ne fait que se cumuler aux expositions aux UV naturels, sans entraîner aucun bénéfice pour la santé. Elle est donc fortement déconseillée. Il n'est pas possible de modifier sa carnation, pas possible non plus d'échapper à son patrimoine génétique. En revanche, pour réduire le risque de cancer de la peau, il suffit de se protéger efficacement et régulièrement du soleil. La lutte contre l'exposition solaire excessive doit être inscrite dans notre mode de vie.

5

ÉLIMINER LA QUASI-TOTALITÉ DES CANCERS D'ORIGINE INFECTIEUSE, C'EST POSSIBLE !

Certaines histoires folles circulent évoquant l'idée que le cancer puisse être transmissible d'une personne à l'autre. En réalité, il n'a jamais été démontré — et l'observation quotidienne le prouve — que les tumeurs pouvaient, par contamination, passer d'une personne à l'autre. Mais si le cancer n'est pas contagieux, certains cancers ont des origines infectieuses, c'est-à-dire qu'ils se développent à partir d'une infection causée par un virus ou une bactérie transmissible entre personnes. Ce n'est pas pour autant parce que l'on est infecté par cette bactérie ou par ce virus que le cancer surviendra forcément, mais ces agents infectieux constituent des facteurs de risque établis.

En fait, il serait possible de faire disparaître de la surface de la Terre beaucoup de ces cancers en éliminant « simplement » ces infections par la vaccination ou par des médicaments spécifiques. Un groupe de chercheurs réunis par le Centre international de recherche sur le cancer (CIRC) a très récemment estimé qu'un peu plus de 4 % des cancers en France seraient attribuables à des infections[41]. Or la plupart de ces cancers sont évitables par des mesures de prévention appropriées. Il est possible, selon les cas, d'éviter la contamination par les virus ou bactéries en question, ou de détecter et traiter précocement une éventuelle infection, ou encore de surveiller régulièrement l'éventuelle apparition de lésions précancéreuses pour les éliminer, voire pour certains agents, d'utiliser des vaccins efficaces.

Selon le CIRC, une dizaine d'agents biologiques sont classés comme cancérogènes et susceptibles de favoriser l'apparition d'un cancer. Les agents biologiques les plus fréquemment impliqués dans la survenue de cancers en France, de surcroît gérables par des mesures de prévention, sont les papillomavirus humains (HPV), responsables de cancers du col de l'utérus, mais aussi de cancers de l'anus et de la gorge ; la bactérie *Helicobacter pylori*, en cause dans la majorité des cancers de l'estomac ; les virus des hépatites B et C, facteurs de risque de cancer du foie, et le virus Epstein-Barr, impliqué dans certains lymphomes et cancers du nasopharynx. Au niveau mondial, ces agents sont responsables de 97 % des cancers liés à des agents biologiques. Les cancers du col de l'utérus, toujours liés au papillomavirus humain, représentent environ 50 % des cancers attribuables aux infections chez la femme. Chez l'homme, les cancers du foie et de l'estomac constituent 80 % des cancers attribuables aux infections.

---

41 Shield K.D., 2017. New cancer cases in France in 2015 attributable to infectious agents: A systematic review and meta-analysis. *Eur J Epidemiol.*, 33 (3), 263-274.

TOUT COMMENCE AU XIXe SIÈCLE

C'est à la fin du XIXe siècle que des chercheurs ont envisagé pour la première fois qu'un agent infectieux pouvait conduire à un cancer. En l'occurrence, il s'agissait du parasite responsable de la bilharziose dans les régions tropicales et subtropicales, susceptible d'induire le développement du cancer de la vessie. En 1958, un chirurgien britannique, Denis Burkitt, décrit un lymphome touchant les enfants en Afrique équatoriale et suggère une origine infectieuse. En 1964, Michael Epstein, un autre médecin anglais, découvre lui des particules virales dans des cellules cultivées à partir de ces lymphomes. Quelques années plus tard, il est démontré que le virus « d'Epstein-Barr » est bien à l'origine du lymphome de Burkitt. C'est la première démonstration du rôle d'un virus dans l'origine d'un cancer. Dans les pays occidentaux, ce virus est surtout à l'origine de la mononucléose infectieuse.

L'hypothèse d'une origine infectieuse de certains cancers devient très à la mode dans les années 1970 et conduit les chercheurs du monde entier à chercher la présence de virus, de bactéries, de parasites dans différents types de cancer. La démarche est payante puisque, quelques années plus tard, l'implication du virus de l'hépatite B dans le cancer du foie est découverte, tout comme le rôle de certains papillomavirus dans celui du col de l'utérus. Il faudra encore attendre quelques temps pour comprendre l'impact de la bactérie *Helicobacter pylori* dans le cancer de l'estomac, classée agent cancérogène certain pour l'homme par le CIRC en 1994. Enfin, dans les années 1990, la découverte du virus de l'hépatite C permet aussi de mesurer son propre rôle dans le cancer du foie.

LE PAPILLOMAVIRUS : UNE MALADIE SEXUELLEMENT TRANSMISSIBLE AU DOUBLE EFFET

Les papillomavirus humains ou HPV (pour *Human Papilloma Virus*) sont des virus très répandus qui infectent, souvent de façon bénigne, la peau et les muqueuses. Mais ils peuvent, dans certains cas, conduire au développement de cancers.

Chaque année en France, 6 300 cas de cancer seraient dus à des papillomavirus, virus transmis par voie sexuelle, au niveau du col de l'utérus, de l'anus ou encore de la gorge. L'ensemble des cancers du col de l'utérus, soit près de 3 000 cancers seraient la conséquence de telles infections, 1 500 cancers de l'anus (91 % des cancers de l'anus pour les hommes et les femmes) et 1 400 cancers de l'oropharynx (34 % de ces cancers). Les cancers du col de l'utérus causent environ 1 100 décès chaque année en France.

Un vecteur insidieux

C'est en 1974 que Harald zur Hausen, un chercheur allemand, publie ses premiers travaux rapportant la découverte de particules de HPV dans des cellules de cancers du col de l'utérus. Pendant dix ans, zur Hausen s'est obstiné à chercher des virus au sein de ces cellules. Et ce n'est qu'au milieu des années 1980, qu'il a pu, avec son équipe, établir que deux HPV, les HPV-16 et HPV-18, sont présents chez 82 % des patientes atteintes d'un cancer du col de l'utérus. Il a alors démontré que des bribes d'ADN du virus étaient intégrées dans les cellules des tumeurs. Ce qui a permis de mieux comprendre le rôle des virus dans la transformation des cellules saines en cellules cancéreuses. On estime aujourd'hui que la quasi-totalité des cancers du col de l'utérus serait due à ces virus. Zur Hausen a été récompensé par le prix Nobel de médecine en 2008, pour avoir fait faire un pas de géant dans la compréhension des causes du cancer.

Les travaux de zur Hausen et les études expérimentales et épidémiologiques qui ont suivi ont permis de comprendre l'histoire naturelle des cancers du col de l'utérus. Un tiers des jeunes filles, entre l'adolescence et le début de l'âge adulte, contractent des HPV, lors des rapports sexuels, sans le savoir, sans symptômes. Actuellement en France, 8 femmes sur 10 sont exposées au papillomavirus au cours de leur vie. Beaucoup s'en débarrassent spontanément, mais pour 1 femme sur 10 l'infection persiste. Elle peut évoluer vers des anomalies cellulaires précancéreuses, dites dysplasies, légères, moyennes, ou sévères, et enfin vers des cancers du col de l'utérus non invasifs puis invasifs. Comparé à d'autres facteurs de risque de cancer, comme le tabac, qui multiplie par 10 à 20 le risque de cancer du poumon, le risque de développer un cancer du col de l'utérus chez les porteuses chroniques du papillomavirus est multiplié par plus de 100. Le dépistage précoce des lésions précancéreuses par frottis cervical systématique tous les trois ans et leur traitement a grandement contribué dans les pays occidentaux à réduire la fréquence de ce cancer et les décès qui lui était attribuables. Ainsi, environ 31 000 lésions précancéreuses ou cancéreuses du col de l'utérus sont dépistées chaque année en France et bénéficient d'un traitement ou d'une surveillance gynécologique particulière[42].

Le cancer du col de l'utérus est le deuxième cancer le plus fréquent de la femme dans le monde, après le cancer du sein. Ce sont dans les pays en voie de développement,

42 Woronoff A.-S. *et al.*, 2014. Surveillance des lésions précancéreuses et cancéreuses du col de l'utérus par les registres des cancers du réseau Francim. *BEH*, 13-14-15.

qui ne bénéficient pas du dépistage par frottis, que 80 % des nouveaux cas annuels se déclarent. C'est la même raison qui fait qu'en France, plus d'un tiers des femmes ne participant pas au dépistage et ne faisant pas faire de frottis régulièrement, la maladie persiste à un niveau encore trop important. Le cancer du col de l'utérus tue près de 250 000 femmes par an dans le monde et représente la première cause de mortalité par cancer dans les pays en voie de développement.

Il a fallu attendre le début des années 2000 pour comprendre que ces virus étaient impliqués aussi dans des cancers de la gorge et de l'anus, chez les hommes comme chez les femmes, en se transmettant lors de certaines pratiques sexuelles.

Un vaccin pas assez utilisé en France

La découverte des papillomavirus n'a pas qu'une portée académique. Car qui dit virus, dit vaccin potentiel. Les chercheurs et les laboratoires pharmaceutiques se sont lancés dans une véritable course pour mettre au point ces vaccins et démontrer qu'ils réduisaient les contaminations des jeunes filles, les lésions précancéreuses et les cancers du col de l'utérus. Avec une couverture vaccinale suffisante dans la population, 70 % des cancers du col de l'utérus pourraient ainsi être évités.

La commercialisation d'un premier vaccin en 2006 a ciblé les deux types de papillomavirus cancérogènes les plus répandus. Et dès l'année suivante, des campagnes de vaccination des jeunes filles (deux doses de vaccin à six mois d'intervalle, entre 9 et 14 ans, avant le début de la vie sexuelle) ont été lancées dans plusieurs pays (États-Unis, Allemagne, Australie, Belgique, Canada, Espagne, France, Italie) et sont maintenant en vigueur dans 82 pays.

En France, la vaccination anti-HPV est recommandée pour toutes les filles dès l'âge de 11 ans et jusqu'à 14 ans, et en rattrapage chez les jeunes filles de 15 à 19 ans. Les données scientifiques montrent que la réponse immunitaire est meilleure lorsque le vaccin est administré avant 15 ans.

Dans certains pays, les garçons sont aussi vaccinés, comme aux États-Unis, en Australie, en Autriche, en Suède et en Suisse. En France, dans le cadre de la stratégie de prévention des cancers liés à l'HPV, la vaccination pour les hommes ayant des relations sexuelles avec les hommes est recommandée jusqu'à 26 ans. En quelques années, une baisse très significative du nombre de verrues génitales (qui sont aussi la conséquence de la contamination par certains HPV) a été observée chez les jeunes dans de nombreux pays dont l'Australie, l'Italie, la Suède, le Danemark, la Nouvelle-Zélande, le Canada, le Royaume-Uni et les États-Unis.

Pourquoi une telle méfiance vis-à-vis du vaccin ?

En France, le taux de vaccination des jeunes filles ne dépasse pas 20 % quand il atteint 50 % en Allemagne et dépasse 80 % en Europe du Nord, en Espagne, au Royaume-Uni, voire 85 % au Portugal et en Australie. En France, sur les réseaux sociaux, dans la presse, par des actions judiciaires, le vaccin contre le papillomavirus a été incriminé dans l'apparition de maladies auto-immunes ou neurologiques. Ce qui a freiné sa diffusion et l'adhésion des parents et de certains médecins à cette pratique. En réalité, une étude publiée en septembre 2015 par l'Agence nationale de sécurité du médicament et des produits de santé (ANSM) et l'Assurance maladie, portant sur 2,2 millions de jeunes filles, ne montre pas d'augmentation de la survenue de maladie auto-immune consécutive à ces vaccinations. Seule une hausse très faible du risque de syndrome de Guillain-Barré (une paralysie transitoire qui régresse en général ensuite) apparaît probable mais elle est rare (de 1 à 2 cas pour 100 000 filles vaccinées). Les données scientifiques montrent que les bénéfices attendus de la vaccination contre les HPV sont plus importants que ses risques éventuels. L'objectif du plan Cancer 2014-2019 est d'atteindre une couverture vaccinale de 60 % chez les jeunes filles de 11 à 14 ans. Ce but ne sera pas atteint, à la consternation générale des experts, car des campagnes anti-vaccinales, notamment sur Internet, continuent à brouiller les messages et recommandations et altérer la confiance vis-à-vis des bénéfices de la vaccination anti-HPV.

Certains pays pourtant tirent déjà des bénéfices incontestables de leur stratégie vaccinale. Une étude publiée début 2018, dans *The Journal of Infectious Disease* laisse penser qu'en Australie, dans moins de 20 ans, les cancers liés aux papillomavirus seront quasiment éliminés grâce à une politique vaccinale volontariste[43]. Cette étude révèle que la proportion de femmes âgées de 18 à 24 ans porteuses des deux principaux types du virus en cause dans cette maladie, est passée de 23 à 1 % entre 2005 et 2015. Une campagne de vaccination gratuite a été mise en place depuis 2007 auprès des jeunes filles de 12-13 ans et depuis 2013 auprès des garçons dans les collèges. Ces campagnes de vaccination devraient conduire en Australie dans les 20 années qui viennent à la chute du nombre de nouveaux cas de cancers du col de l'utérus

43 Machalek D.A. *et al.*, 2018. Very low prevalence of vaccine human papillomavirus types among 18- to 35-year old Australian women 9 years following implementation of vaccination. *The Journal of Infectious Diseases*, 217 (10).

chez les femmes, mais aussi de ceux de la gorge et de l'anus dans les deux sexes.

Mais malgré les évidences scientifiques qui s'accumulent, le chemin pour parvenir à prévenir ce cancer, en France en particulier, est semé d'embûches. Alors que l'Australie est en passe d'éradiquer ce virus et les cancers associés, notre pays est à la traîne, avec des taux de vaccination insuffisants pour avoir un impact majeur en santé publique.

La vaccination et le dépistage précoce par frottis, ces deux armes majeures ne sont pas assez utilisées en France, alors qu'appliquées avec rigueur, elles permettraient sans doute de vaincre en grande partie ces cancers[44].

HÉPATITES ET CANCERS

Les hépatites représentent des inflammations du foie qui peuvent avoir diverses origines, mais qui sont le plus souvent provoquées par des virus. Sur les trois hépatites connues et nommées d'une lettre (A, B ou C), deux peuvent donner lieu à un cancer.

L'hépatite B, un virus redoutable mais désormais contrôlé par la vaccination

Le virus de l'hépatite B se transmet par le sang, par les rapports sexuels et par l'échange des seringues chez les utilisateurs de drogues par voie intraveineuse. C'est un puissant cancérogène. Le risque de développer un cancer du foie est multiplié par 15 à 20, voire de 50 à 100 chez les

44 http://vaccination-info-service.fr/Les-maladies-et-leurs-vaccins/Infections-a-Papillomavirus-humains-HPV (consulté le 05/09/2018).

porteurs chroniques du virus par rapport aux non-porteurs. Les niveaux de risque varient en fonction du taux de virus, de l'existence d'une fibrose ou cirrhose du foie, de l'âge et de la fonction hépatique...

Plusieurs mécanismes, directs et indirects, ont été suggérés pour comprendre comment le virus de l'hépatite B pouvait provoquer un cancer : il induirait notamment une inflammation au niveau du foie, suivie d'une fibrose, et enfin une cirrhose... Pour l'année 2015 en France, 8 % des cancers du foie sont liés au virus de l'hépatite B (689 cas, 558 chez les hommes et 131 pour les femmes). Certaines régions du monde payent un bien plus lourd tribut au virus : Afrique subsaharienne, Asie du Sud-Est, Chine méridionale...

Le virus de l'hépatite B a été découvert en 1967 par un chercheur américain, mais son actuel vaccin a été mis au point quelques années plus tard à l'Institut Pasteur, par l'équipe du professeur Pierre Tiollais. Cette vaccination a fait la preuve de son efficacité pour réduire le risque de cancer du foie. Disponible dès 1985 et efficace à plus de 95 %, elle est aujourd'hui utilisée de manière systématique chez les nourrissons ou les adolescents dans quelque 200 pays.

La preuve de l'intérêt de ce vaccin a été apportée par des médecins à Taiwan, pays à forte endémie pour le virus de l'hépatite B. Au bout de dix ans d'un programme de vaccination systématique, la proportion d'enfants taïwanais porteurs chroniques du virus, les plus exposés au risque de cancer du foie, est passée de 10 à 1 %. La même observation a été faite en République populaire de Chine.

En France, la politique de vaccination contre l'hépatite B repose sur la vaccination des nourrissons, des adolescents de 11 à 15 ans non vaccinés et des personnes les plus à risque d'exposition. La vaccination contre l'hépatite B fait désormais partie des vaccins obligatoires avant l'âge de 2 ans.

L'hépatite C, soignable mais pas forcément détectée

Comme l'hépatite B, l'hépatite C est une maladie du foie provoquée par un virus. Ce dernier est transmis par le sang, par exemple lors du partage d'une seringue entre toxicomanes ou lors d'une transfusion sanguine avant 1992 (époque où ce virus n'était pas testé dans les dons de sang). Il a été responsable en 2015 de 18 % des cancers du foie chez les hommes et chez les femmes (1 337 cancers du foie chez l'homme et 313 cas chez la femme). Contrairement à l'hépatite B, il n'existe pas encore de vaccin contre l'hépatite C. Le cancer du foie est ainsi une épée de Damoclès pour les personnes vivant avec ce virus. On estime que le risque de développer ce cancer au cours de leur vie est multiplié par 20 à 30. Comme pour le virus de l'hépatite B, les niveaux de risque varient entre 5 et 100 dans la littérature, en fonction des taux de virus, de l'existence d'une fibrose ou cirrhose du foie, etc.

Mais s'il n'existe pas de vaccin contre le virus de l'hépatite C, il est désormais possible de guérir de cette maladie. Depuis 2014, de nouveaux antiviraux permettent de traiter la grande majorité des patients, avec des guérisons de l'ordre de 95 %, après un traitement de douze semaines. Les nouvelles thérapies de l'hépatite C coûtent cher, mais la dépense pourrait bien s'avérer rentable sur le long terme. Cette prise en charge réduit fortement le risque de cancer du foie, sans l'annuler totalement (en particulier si le traitement est trop tardif et les lésions déjà installées).

Il serait donc possible d'éradiquer presque complètement le virus de l'hépatite C en France et très largement aussi le risque du cancer qui lui est associé, par le traitement de tous les patients. Une des limites tient au fait que la moitié des porteurs du virus ignorent qu'ils sont contaminés et ne bénéficient pas de prise en charge. Il s'agit souvent de personnes âgées, ayant eu une transfusion sanguine avant 1992.

LA BACTÉRIE QUI PROVOQUE LE CANCER DE L'ESTOMAC

Le cancer de l'estomac a frappé environ 6 500 personnes et provoqué près de 4 500 décès en 2015 en France. Dans environ 80 % des cas, il est associé à la bactérie *Helicobacter pylori*, qui colonise la muqueuse gastrique. Cette infection s'acquiert dans l'enfance et persiste toute la vie si elle n'est pas traitée.

En France, des mesures sont possibles

L'incidence du cancer de l'estomac a diminué fortement depuis une trentaine d'années, en France comme dans la plupart des pays occidentaux, en raison d'une diminution de la prévalence de l'infection à *Helicobacter pylori* grâce à l'amélioration des conditions de vie et d'hygiène et aux modifications des habitudes alimentaires. Néanmoins, pour l'année 2015, on estime qu'environ 4 400 cancers de l'estomac, c'est-à-dire environ 80 %, seraient encore provoqués en France par la bactérie.

Cette bactérie toucherait entre 20 et 50 % de la population française mais ne provoque le développement d'un cancer de l'estomac que dans moins de 1 % des cas. Ce risque est plus important lorsqu'il existe des antécédents familiaux (père, mère, frère, sœur) de cancer gastrique. Elle provoque chez les personnes infectées une inflammation (gastrite chronique), sans symptômes particuliers, gastrite qui peut évoluer vers un cancer de l'estomac. Aujourd'hui, il n'y a pas de dépistage systématique d'*Helicobacter pylori* en vue de son éradication. Le traitement est pourtant simple et repose notamment sur une antibiothérapie pendant dix jours. Un essai, publié récemment, prouve que l'on peut réduire le risque de cancer de l'estomac en traitant les personnes à risques. L'étude menée en Corée du Sud, où l'infection est très répandue, et portant sur 396 personnes présentant un cancer débutant, a permis de découvrir que celles qui avaient bénéficié du traitement pour éradiquer la bactérie, avaient deux fois moins de risque d'avoir un second cancer gastrique que les autres[45].

Et dans les pays en voie de développement ?

Dans le monde, 16 % des 12,7 millions de nouveaux cas de cancer par an sont provoqués par des infections, notamment celles que nous venons d'évoquer (virus des hépatites, papillomavirus, *Helicobacter pylori*), évitables par les moyens classiques de lutte contre les bactéries et les virus. Si les cancers liés aux infections représentent un peu plus que 4 % des cancers en France, cette part est beaucoup plus importante dans certains pays en développement où elle peut atteindre plus de 25 %. En France, cela représente chaque année plus de 14 000 nouveaux cancers. Et 2 millions de nouveaux cas dans le monde que l'on pourrait éviter en particulier par des campagnes de vaccination.

45 Choi I.J. *et al.*, 2018. *Helicobacter pylori* therapy for the prevention of metachronous gastric cancer. *N Engl J Med.*, 378, 1085-1095.

Mais en France, beaucoup reste aussi à faire pour favoriser cette vaccination. Si les moyens financiers existent, la méfiance des populations et les *fake news* qui circulent sur Internet ont réussi à ralentir la politique vaccinale dans notre pays, pourtant leader au départ en la matière. Plus de 14 000 nouveaux cancers en France pourraient être évités, en particulier par ces campagnes de vaccination ou des traitements adaptés.

6

SE PROTÉGER DES CANCERS PROFESSIONNELS

Le travail permet en général de vivre. C'est une des caractéristiques de la condition humaine. Mais parfois, plus rarement, il peut accélérer le trépas. Notamment par cancer. Les cancers d'origine professionnelle résultent d'une exposition à certains produits ou à certains procédés cancérogènes présents dans le monde du travail. Ces cancers peuvent apparaître 10, 20, 30 voire 40 ans après cette exposition, alors que les personnes atteintes sont le plus souvent à la retraite. Comment se prémunir contre ces maladies professionnelles graves ?

LES CANCERS PROFESSIONNELS : C'EST À QUI VEUT ET PEUT LES VOIR

D'un point de vue médical, rien ne permet de différencier les cancers d'origine professionnelle, c'est-à-dire les cancers liés à une exposition à des substances cancérogènes ou métiers plus à risque, des autres cancers :

quels que soient leur nature et les facteurs déclenchants, ils se manifestent et se développent de la même façon. Par exemple, un cancer du poumon présente les mêmes symptômes, qu'il soit associé à une exposition professionnelle à l'amiante ou à une exposition au tabac. Cela rend les choses plus compliquées pour identifier ces cancers professionnels, qui pourraient, pour certains, bénéficier d'une reconnaissance et d'une indemnisation en maladie professionnelle. Cependant, certaines tumeurs sont spécifiques d'une exposition particulière, ainsi par exemple le mésothéliome (cancer de la plèvre, l'enveloppe des poumons), extrêmement rare habituellement, est dans l'immense majorité des cas lié à une exposition à l'amiante. Mais en général, compte tenu de la diversité des expositions professionnelles et des multiples facteurs impliqués dans la genèse des cancers (alimentation, tabac, prédispositions génétiques...), la relation causale entre le cancer et l'activité professionnelle est parfois difficile à établir. Or identifier les cancers d'origine professionnelle participe à la prévention. Cela vise d'une part à protéger les travailleurs exposés à cette activité et d'autre part à permettre d'obtenir un accompagnement médico-social adapté, voire une indemnisation pour le patient ou ses ayants droit, même si le mal est fait malheureusement.

Quelle est la part des cancers d'origine professionnelle ?

Environ 5 % des cancers sont reconnus d'origine professionnelle ; l'amiante, malgré son interdiction depuis 1997, étant responsable d'une grande partie de ces cancers. Face à un patient atteint de cancer, le médecin ne pense pas systématiquement à une origine professionnelle. Et les malades eux ne savent pas toujours qu'ils ont été en contact avec des produits à risque, ou ne s'en souviennent parfois plus. Effectivement, compte tenu du temps de latence, beaucoup de cancers d'origine professionnelle surviennent lorsque la personne est déjà à la retraite. Il en résulte que nombre d'entre eux ne sont pas identifiés comme tels ni indemnisés par les organismes de protection sociale. Sur la période 2009-2013, en moyenne annuelle, 1 791 cancers ont été reconnus comme maladie professionnelle et ont donné lieu à une première indemnisation. Aujourd'hui encore, les expositions anciennes à l'amiante sont responsables de l'essentiel des cancers professionnels reconnus (1 567 cas en 2009), très loin devant ceux liés à d'autres agents cancérogènes, comme les poussières de bois chez les menuisiers (71 cas en 2009) ou l'exposition au benzène, notamment chez les travailleurs de l'industrie pétrolière, chimique et pétrochimique, les mécaniciens et les pompistes (44 cas en 2009)[46].

Un groupe de chercheurs français, réunis par le CIRC, s'est récemment penché à nouveau sur ces statistiques et a estimé que le pourcentage de cancers liés à l'activité professionnelle était désormais plutôt de l'ordre de 4 % en France. C'est-à-dire qu'ils représentent 16 000 nouveaux cancers par an dans le pays. Pour aboutir à une telle conclusion, les chercheurs se sont appuyés sur le nombre de personnes exposées en France aux différents cancérogènes professionnels, sur les niveaux d'exposition et le risque de cancer associé à chacune des expositions.

Historique des cancers liés au travail

Historiquement, c'est vraiment à partir de 1775 que l'idée d'un lien entre cancer et activité professionnelle est

46 www.cancer-environnement.fr (consulté le 11/09/2018).

apparue pour la première fois, même si auparavant un tel concept avait déjà été avancé à plusieurs reprises. Cette année-là, le chirurgien anglais Perceval Pott met en évidence le facteur causal dans l'apparition des cancers du scrotum chez les jeunes ramoneurs londoniens. Il montre que les frottements de la corde utilisée pour descendre le long des cheminées, maculée de suie, sont à l'origine de ces cancers fréquents chez eux. Après avoir été violemment combattue, cette idée s'impose et la maladie disparaît quand les techniques évoluent pour protéger le scrotum des ouvriers et lorsque les enfants cessent de pratiquer une telle activité.

Un peu plus tard, au milieu du XIXe siècle, alors que l'industrie des colorants synthétiques s'envole, un excès de cancers de la vessie chez les travailleurs utilisant l'aniline est découvert. Une série d'enquêtes mettra en évidence un lien entre cette substance et le cancer de la vessie. L'aniline avait en effet connu un développement très rapide au XIXe siècle, puisque ce produit était à la base de l'essor de l'industrie des colorants, permettant de produire une grande quantité de couleurs.

Au début du XXe siècle et dans les années qui suivent, des médecins se penchent de manière plus systématique sur le risque de cancer lié au travail et découvrent de nombreuses associations entre l'activité professionnelle et certains cancers. Un des premiers à avoir été mis en évidence est le cancer de l'ethmoïde (un des os médians de la base du crâne) chez les menuisiers et de manière générale chez tous les travailleurs du bois, qui ont 800 fois plus de risque que le reste de la population de souffrir d'un tel cancer. De nombreuses autres associations entre certains types de cancer et certaines activités professionnelles ont alors été mises en évidence et décrites.

Le cas particulier de l'amiante

Nous sommes en 1899. Le docteur Henri Montagne Murray diagnostique à Londres une fibrose pulmonaire d'origine mystérieuse chez un ouvrier ayant travaillé dans une filature d'amiante. En 1906, Denis Auribault, inspecteur du travail, signale pour la première fois en France la forte mortalité des ouvriers exposés à l'amiante dans l'usine de filature de Condé-sur-Noireau ouverte près de Caen en 1890. En 1945, le tableau 25 des maladies professionnelles reconnaît pour la première fois « les affections professionnelles consécutives à l'inhalation des poussières de silice et d'amiante »... Il faudra attendre 1997, après des décennies de cécité et de demi-mesures, pour que notre pays interdise définitivement l'usage de l'amiante. Entre-temps, des dizaines de milliers de travailleurs ont été victimes d'une exposition à ce produit. L'amiante a été utilisée massivement en France, et dans tous les pays industrialisés, notamment comme isolant dans les bâtiments publics et les habitations individuelles.

Si bon nombre de maladies induites par les expositions à l'amiante sont connues depuis longtemps (fibrose pulmonaire ou asbestose, fibroses pleurales, cancers bronchopulmonaires et mésothéliomes), de nouvelles localisations de cancers sont venues s'y ajouter lors de la dernière évaluation du CIRC (larynx et ovaire). En 2014, pour la première fois en France, le cancer de l'ovaire lié à l'amiante a été reconnu maladie professionnelle, suite à l'avis de 2009 du CIRC qui soulignait la forte association entre les deux. Quant à son rôle dans la survenue d'autres cancers, tels que le cancer colorectal ou des voies aérodigestives, il demeure pour l'heure débattu.

En janvier 2015, le *Bulletin épidémiologique hebdomadaire* a fait le point de manière exhaustive sur les cancers liés à l'amiante en France. À partir de données épidémiologiques récentes, il apparaît que le poids des cancers qui lui sont liés de façon certaine (poumon, mésothéliome, larynx, ovaire) demeure très important. Il est estimé entre environ 2 200 et 5 400 cas par an en France, touchant de façon majoritaire les hommes. Les estimations épidémiologiques soulignent que le dispositif de reconnaissance et d'indemnisation est très vraisemblablement sous-utilisé. Les maladies consécutives aux expositions à l'amiante vont encore être observées pendant plusieurs décennies en France[47].

LE CANCER PROFESSIONNEL CONCRÈTEMENT AUJOURD'HUI

Les cancers professionnels concernent en particulier les personnes exerçant ou ayant exercé des métiers manipulant des produits cancérogènes.

Qui est exposé à des cancérogènes liés à son travail ?

D'après une enquête nationale, l'enquête Sumer, portant sur 50 000 salariés en France, représentatifs de la population des salariés, on estime que 10 % d'entre eux sont exposés à un ou plusieurs agents cancérogènes au cours de leur activité professionnelle, soit un peu plus de 2 millions de salariés en France. C'est un peu moins qu'en 2003, où la même enquête avait identifié 13,5 % des salariés exposés à des cancérogènes au cours de leur travail. Entre 2003 et 2010, la proportion de salariés exposés à

47 InVS, 2015. Amiante : La surveillance des expositions et de l'impact sanitaire sur la population reste nécessaire. *BEH*, 3-4.

ce que l'on appelle les CMR (produits chimiques cancérogènes, mutagènes ou reprotoxiques) et les niveaux d'exposition (durée et intensité) ont globalement diminué, et les mesures de protection ont été renforcées[48].

D'après cette enquête et les données de l'Institut national de recherche et sécurité (INRS), le risque de cancer professionnel est le plus élevé dans les secteurs de l'industrie du bois, de la métallurgie, de la chimie et de la plasturgie, du bâtiment et des travaux publics, de l'activité minière, et de l'agriculture. Les activités de maintenance, de nettoyage, de dépannage, le travail de désinfection en milieu hospitalier ou dans l'agroalimentaire, le travail dans un laboratoire d'anatomopathologie ou de recherche présentent aussi des risques potentiels. Il est constaté que les hommes sont nettement plus exposés que les femmes ; il s'agit d'ouvriers dans 70 % des cas, souvent de personnes au statut professionnel précaire, travaillant dans de petites entreprises[49]. Les mesures de protection se sont améliorées entre 2003 et 2010, mais restent encore insuffisantes. Ce constat souligne l'ampleur des efforts à poursuivre dans la prévention des cancers auprès de ces populations exposées.

Pour savoir si une activité professionnelle comporte un risque, les Comités d'hygiène, de sécurité et des conditions de travail (CHSCT), obligatoires dans les entreprises de plus de 50 personnes, doivent analyser dans le détail ce à quoi elle expose et garder une trace des expositions identifiées : les produits manipulés et les procédés mis en

48 Havet N. *et al.*, 2017. Varied exposure to carcinogenic, mutagenic, and reprotoxic (CMR) chemicals in occupational settings in France. *Int Arch Occup Environ Health*, 90 (2), 227-241.

49 Havet N. *et al.*, 2017. Trends in occupational disparities for exposure to carcinogenic, mutagenic and reprotoxic chemicals in France 2003-2010. *Eur J Public Health*, 27 (3), 425-432.

œuvre susceptibles d'engendrer une exposition à des cancérogènes. L'exposition peut être directe mais aussi indirecte, si le travail est effectué à proximité d'un poste qui expose à des substances ou agents cancérogènes.

L'organisation du travail a aussi un impact sur le risque de cancer. Cela a été démontré pour le travail de nuit. En 2012, une équipe de l'Inserm a découvert que le risque de développer un cancer du sein augmentait d'environ 30 % chez les femmes ayant travaillé de nuit par rapport aux autres femmes. Cette étude française, nommée Cecile, a étudié le parcours professionnel de 1 200 femmes atteintes d'un cancer du sein entre 2005 et 2008. Le travail de nuit a été classé cancérogène probable par le CIRC en 2007, notamment lorsqu'il se fait sur de longues périodes. L'enquête Sumer montre que les personnes travaillant de nuit sont aussi plus fréquemment exposées à des substances cancérogènes.

De nombreux agents cancérogènes peuvent donc être présents dans l'environnement de travail.

Le classement des agents cancérogènes par le CIRC

	Niveaux de preuve
Groupe 1	Cancérogène pour l'homme
Groupe 2A	Probablement cancérogène pour l'homme
Groupe 2B	Peut-être (possiblement) cancérogène pour l'homme
Groupe 3	Inclassable quant à sa cancérogénicité pour l'homme
Groupe 4	Probablement pas cancérogène pour l'homme

Pour simplifier, nous n'avons pas spécifié dans le texte les différents codes mis en place par le CIRC pour caractériser le risque présenté par certaines substances ou matières. Mais si vous y étiez confronté, voici à quoi correspondent ces codes.

Si l'on fait la synthèse des différentes informations sur ce véritable problème de santé publique, on observe que les expositions à l'amiante, aux fumées de soudage, au cadmium, chrome, nickel, etc., représentent des facteurs de risque de cancer du poumon. Celui-ci peut atteindre aussi les travailleurs exposés à la silice, en particulier les salariés du bâtiment. Les peintres en bâtiment ou les travailleurs dans l'industrie du caoutchouc ont eux un risque accru de cancer bronchopulmonaire, sans qu'un lien avec une exposition à un cancérogène en particulier ait été identifié. Il est avéré que l'exposition à certains solvants augmente le risque de lymphome et de certaines leucémies. Le trichloréthylène, un solvant chloré utilisé par le passé dans le dégraissage de pièces métalliques ou le nettoyage à sec des vêtements majore le risque de cancer du rein et de lymphome. Les amines aromatiques (utilisées dans la synthèse des matières colorantes, des produits pharmaceutiques, dans l'industrie du caoutchouc et des matières plastiques), les colorants, les teintures, les goudrons, les charbons sont impliqués dans les cancers professionnels de la vessie. Les radiations ionisantes (utilisées dans les radiothérapies, l'industrie du nucléaire...) sont reconnus pour augmenter le risque de leucémie. Les pesticides majorent le risque de lymphome malin et de myélome multiple chez les agriculteurs[50].

Chez les hommes, une origine professionnelle serait en cause dans 85 % des cancers de la plèvre (mésothéliome), dans 10 à 20 % des cancers du poumon, dans 7 à 40 % des cancers des fosses nasales et sinus, dans 2 à 14 % des cancers de la vessie, et dans 4 à 18 % des leucémies. La proportion de cancers professionnels est plus faible chez les femmes (1 % tout type de cancer confondu). Une des

50 Inserm, 2013. Pesticides : Effets sur la santé, coll. Expertise collective, Inserm, Paris.

explications est qu'elles exercent moins fréquemment des métiers qui les exposent à des agents cancérogènes.

Comment prévenir ?

Plusieurs classifications des agents cancérogènes existent, notamment celles du CIRC et de l'Union européenne. La classification du CIRC évalue et classe un agent donné en fonction du degré d'indication de cancérogénicité pour l'être humain (avéré, probable, possible, inclassable et probablement pas cancérogène). La classification de l'Union européenne quant à elle, a une valeur réglementaire, c'est-à-dire qu'elle fixe l'obligation d'information et d'étiquetage pour les fabricants et distributeurs, ainsi que les obligations pour l'employeur en matière de prévention.

En matière de prévention du risque cancérogène en milieu professionnel précisément, la réduction des expositions professionnelles à des produits cancérogènes, mutagènes ou reprotoxiques (CMR) est une priorité au point de vue santé au travail et une obligation légale inscrite dans le Code du travail. Ainsi, les cancérogènes 1A et 1B de la Classification européenne sont soumis à des règles strictes, avec notamment l'obligation de substitution des substances CMR. En cas d'impossibilité technique, les expositions aux agents cancérogènes doivent être réduites au minimum par la mise en œuvre de protections individuelles et collectives adaptées.

L'arsenal de prévention du risque cancérogène comprend également une surveillance médicale renforcée des personnes exposées, et des valeurs limites d'exposition professionnelle ou VLEP, qui sont des concentrations maximales dans l'atmosphère des lieux de travail. Elles peuvent être réglementaires contraignantes, donc soumises à une obligation réglementaire de non-dépassement, ou bien réglementaires indicatives et constituer des objectifs de prévention. Par ailleurs, certains travaux impliquant des agents cancérogènes sont interdits aux femmes enceintes ou allaitant, aux jeunes travailleurs de moins de 18 ans, aux intérimaires.

L'enquête Sumer montre que les mesures de protection efficaces ont augmenté entre 2003 et 2010, mais demeurent encore insuffisantes. Dans 19 % des cas, aucune protection — collective ou individuelle — n'est mise à la disposition du salarié[51]. Et les disparités dans la mise en place de protections collectives restent importantes.

Aujourd'hui, avant qu'un nouveau produit chimique ne parvienne sur le marché, il doit être testé sur des modèles cellulaires et chez l'animal, pour démontrer son innocuité, dans le cadre du projet européen Reach. Les réglementations successives ont contribué à améliorer la protection des travailleurs. Elles ont aussi abouti, en partie tout au moins, au remplacement progressif des produits toxiques par des substances qui le seraient moins. Les enquêtes régulières mettent en évidence une diminution de l'exposition professionnelle à des cancérogènes. La désindustrialisation de la France est aussi un facteur qui contribue à réduire les risques d'exposition. Toutefois, la situation est très loin d'être parfaite et des cancers liés à des expositions professionnelles pourraient encore être évités aujourd'hui. Les employeurs ont le devoir de mettre en place toutes les mesures de sécurité possibles pour réduire au maximum les risques encourus par leurs

51 Havet N. *et al.*, 2018. Do regulations protect workers from occupational exposures to carcinogenic, mutagenic and reprotoxic (CMR) agents in France? *Occup Environ Med.*, 75 (5), 389-397.

salariés, avec le médecin de santé au travail, et en conformité avec la réglementation en vigueur.

Comment le faire reconnaître et se faire indemniser ?

Établir une relation directe de cause à effet entre le cancer d'un travailleur et son activité professionnelle peut s'avérer difficile. Le rôle des facteurs professionnels est souvent ignoré en raison du long délai entre l'exposition aux facteurs cancérogènes et l'apparition de la maladie, surtout lorsque le cancer survient après la cessation d'activité. Il peut s'écouler parfois 30 ans entre l'exposition à un agent cancérogène et la survenue d'un cancer.

Attribuer l'origine d'un cancer à des causes professionnelles relève d'un travail d'investigation parfois complexe qui nécessite de pouvoir retracer l'historique des postes occupés, des tâches effectuées et des expositions. Conjointement à l'amélioration des mesures de prévention des expositions professionnelles et de la mise en place d'une meilleure traçabilité de ces expositions, les mesures des différents plans nationaux de santé publique ont pour objectifs d'améliorer le diagnostic de ces cancers et leur déclaration en tant que maladie professionnelle.

Pour qu'une indemnisation ait lieu, il faut que le cancer dont souffre le patient figure dans la liste des tableaux des maladies professionnelles. Le système principal de reconnaissance des maladies professionnelles, fondé sur le principe de la présomption d'imputabilité, repose en effet sur des tableaux de maladie professionnelle (16 tableaux pour les cancers professionnels pour le régime général et le régime agricole de la Sécurité sociale) qui fixent les critères de reconnaissance de chaque maladie et donnent droit à la réparation du préjudice subi (indemnisation de la victime et de sa famille). Des procédures de cessation anticipée d'activité sont également envisagées. En 2005, 2 059 cas de cancers ont été reconnus par la Caisse nationale d'assurance maladie des travailleurs salariés comme pathologie d'origine professionnelle, sur 2 635 déclarés (régime général).

Une maladie professionnelle est la conséquence de l'exposition plus ou moins prolongée à un risque qui existe lors de l'exercice habituel de la profession. Ce peut être, par exemple, l'inhalation quotidienne de petites doses de poussières ou de vapeurs toxiques, ou l'exposition répétée à des agents physiques (bruit, vibrations, etc.). Il est presque toujours impossible de fixer exactement le point de départ de la maladie, en raison du décalage dans le temps de la déclaration de celle-ci.

Compte tenu aussi de la grande difficulté à dissocier la cause professionnelle de la maladie et l'ensemble des nuisances auquel est exposé le travailleur par ailleurs, les données concernant le lieu, la date et la relation de cause à effet sont parfois difficiles à établir. Le droit à réparation doit donc se fonder, dans un grand nombre de cas, sur des critères médicaux et techniques de probabilité et sur des critères administratifs de présomption d'imputabilité, tels que fixés par les tableaux de maladie professionnelle.

Lorsque la maladie ou les conditions d'expositions ne remplissent pas les critères du tableau, un lien direct et essentiel entre le cancer et l'activité professionnelle habituelle doit être établi, impliquant l'absence d'un facteur extra-professionnel, comme le tabac notamment.

7

FACTEURS ENVIRONNEMENTAUX ET PESTICIDES

Les liens entre expositions environnementales et risque de cancer sont devenus une préoccupation majeure de santé publique. Ils suscitent aussi de plus en plus souvent des interrogations et des inquiétudes dans la population. Les estimations du nombre de cancers attribuables à des facteurs environnementaux peuvent être variables : tout dépend de ce que l'on range sous la catégorie « environnement », des sources de données utilisées qui sont parfois divergentes, et de la façon dont sont prises en compte les incertitudes. Cette variabilité est une source fréquente de controverses. Dans le cadre de ce livre, nous aborderons deux expositions environnementales particulièrement préoccupantes : celles liées aux pesticides et à la pollution atmosphérique.

PESTICIDES ET CANCER : PROTÉGER CEUX QUI LES MANIPULENT

Le mot « pesticides » fait trembler les gens des villes et des campagnes. Régulièrement, des médias, sur la base de différents tests, expliquent que des résidus de pesticides sont présents sur les fruits et les légumes consommés quotidiennement par les Français. Ce traitement médiatique méconnaît cependant les défis les plus importants à relever concernant ces produits, qui touchent prioritairement les agriculteurs et les travailleurs exposés à ces substances. Si les études disponibles indiquent que certains pesticides augmentent le risque de cancer, toutes les populations sont loin d'être exposées de la même manière. Le grand nombre de pesticides et l'utilisation fréquente de plusieurs substances par les agriculteurs et d'autres utilisateurs, rendent très complexe l'entreprise qui consiste à étudier l'effet sur la santé d'un pesticide en particulier. Quels sont les pesticides impliqués dans les risques de cancer ? Quels sont les groupes les plus exposés ? Quel est le niveau du risque ? Que risque-t-on en consommant des fruits et légumes sur lesquels des traces de pesticides ont été mises en évidence ? C'est ce que nous allons tenter de comprendre.

Plus de 500 pesticides répertoriés en France

Le mot pesticide est un terme générique qui vient du latin *pestis* (fléau) et *caedere* (tuer). Les pesticides ont comme caractéristique principale de lutter contre des organismes nuisibles (animaux, végétaux, champignons). Mais ils peuvent aussi réguler la croissance des fruits et légumes, avoir des propriétés défoliantes (c'est-à-dire provoquer la chute des feuilles) ou encore améliorer le stockage ou le transport des produits de culture. Ils peuvent être regroupés selon leurs cibles principales : les herbicides ou désherbants, les fongicides qui luttent contre les champignons, les insecticides contre les insectes, les acaricides contre les acariens, les rodenticides contre les petits rongeurs, les nématicides contre les vers microscopiques appelés nématodes, les molluscicides contre les limaces et escargots... Ils peuvent être également rangés selon les usages auxquels ils sont destinés : agriculture, entretiens d'espaces verts, plantes ornementales, voiries, traitement du bois, élevage... Les mêmes substances sont souvent utilisées de manière domestique, sur les plantes, le jardin, les animaux domestiques, les insectes, chez les particuliers.

Mais la très grande majorité des pesticides en France sont utilisés en milieu agricole. En considérant les utilisations passées et actuelles, en France, plus de 500 pesticides correspondant à environ 2 900 produits commercialisés et ayant des caractéristiques physicochimiques très diverses, répondent à la définition des pesticides. Ces substances sont habituellement classées dans ce cas-là par familles, en fonction de leur structure chimique : organochlorés, organophosphorés, carbamates, thiocarbamates, pyréthrinoïdes, urées substituées, phénoxyherbicides, triazines, phtalimides, pyridines[52]... Les produits commerciaux se présentent sous différentes formes : liquides, poudres, granulés, gels de contact, fumigènes. L'exposition aux pesticides peut se produire directement lors de leur fabrication, lors d'utilisations professionnelles, mais aussi indirectement par l'air, le contact avec des surfaces contaminées ou la consommation des eaux et denrées alimentaires.

Qui est exposé aux pesticides ?

Les groupes de population les plus exposés sont les professions agricoles : viticulteurs, arboriculteurs,

52 Inserm, 2013. Pesticides : Effets sur la santé, coll. Expertise collective, Inserm, Paris.

agriculteurs, et toutes les personnes qui travaillent dans les parcelles (saisonniers dans les vignes par exemple). La législation interdit d'œuvrer dans une zone viticole pendant les 72 heures qui suivent le traitement par pesticides. En réalité, ces produits ont une forte rémanence (c'est-à-dire persistance) et il faudrait attendre au moins 10 à 15 jours, avant de s'y hasarder à nouveau.

En 2012, l'exposition professionnelle aux pesticides, présente ou passée, aurait touché en France une population très large d'environ 5,6 millions de personnes, selon les chiffres de la Mutualité sociale agricole : des salariés, des exploitants et leurs proches. Il s'agit d'expositions directes ou indirectes de ces personnes, sur des périodes plus ou moins longues de leur vie. De nombreux autres professionnels sont également concernés, tels que les personnes en charge de l'entretien des voiries, des espaces communaux, des terrains de sports et de loisirs, de la désinsectisation des locaux, les jardiniers, paysagistes, ou encore les personnes intervenant dans le traitement des bois ou la manipulation de bois traités. Le nombre de personnes concernées par des expositions non professionnelles, liées à des activités et usages domestiques ou à une exposition environnementale est, sans conteste, plus important encore. L'utilisation domestique des pesticides par leur application sur les plantes d'intérieur et du jardin, les insectes et les animaux domestiques, est également une source d'exposition de la population, souvent méconnue par les personnes concernées.

En France, peu de données quantitatives par type d'usages sont accessibles. Les fongicides représenteraient environ la moitié des tonnages des pesticides utilisés. Près de 80 % des tonnages serviraient aux traitements des céréales à paille, du maïs, du colza, de la vigne. Les pesticides les plus vendus ont comme principe actif le soufre ou le glyphosate. En milieu professionnel, la voie cutanée représente la principale voie d'exposition (environ 80 %). L'exposition par voie respiratoire existe lors de circonstances particulières (fumigation, utilisation en milieu fermé).

Comment savoir si les pesticides utilisés augmentent le risque de cancer ?

Depuis les années 1980, des enquêtes épidémiologiques ont suspecté le rôle des pesticides dans l'apparition de plusieurs maladies, chez des personnes exposées professionnellement : cancers, maladie de Parkinson, troubles de la reproduction… À partir de cette date, des études, des enquêtes et des suivis de cohortes de populations en particulier parmi les populations à risque, ont été mis en place, mais lentement, avec des données qui restent parcellaires et insuffisantes.

Aujourd'hui, trois sources de données permettent de définir le niveau de risque lié aux pesticides. D'abord, pour obtenir l'homologation, des évaluations réglementaires basées sur des séries de tests sont effectuées. Quand les tests mettent en évidence un risque, les produits en cause ne bénéficient pas théoriquement de l'homologation. Malgré ces contraintes, il persiste encore sur le marché des pesticides pour lesquels des risques de cancers sont suspectés, comme le montre le débat actuel sur le glyphosate. L'homologation d'un produit n'est pas basée sur un principe de précaution. D'ailleurs, les mises en garde sur les conditionnements de certains pesticides, encore récemment, signalaient l'existence d'un risque sous la forme d'une phrase sibylline comme : « possibilité d'effets irréversibles ». Aujourd'hui des pictogrammes plus ou moins évocateurs sont apposés sur les conditionnements des pesticides pour signaler que les produits utilisés ne sont pas dénués de risque.

La deuxième source de données vient des études épidémiologiques internationales chez les agriculteurs, initiées

Agrican, une cohorte de 180 000 personnes sur les pesticides

Il existe en France aussi une grande étude épidémiologique, la cohorte Agrican, lancée en 2005, portant sur 185 000 personnes. Il s'agit même de la plus grande cohorte au niveau international. Elle est composée pour moitié d'hommes et de femmes, agriculteurs métropolitains, 40 % de salariés et 60 % d'exploitants agricoles. L'objectif de cette cohorte est triple. Il s'agit d'abord d'identifier les risques de pathologies (notamment le cancer) liés à l'usage des pesticides chez les agriculteurs pour améliorer la prévention. Dans un deuxième temps, l'ambition est aussi d'aider à faciliter l'obtention de réparations pour les victimes de maladies dûment identifiées comme étant en lien avec les pesticides. Enfin, l'étude Agrican a pour but de faire évoluer la réglementation en faisant, par exemple, interdire ou encadrer l'usage de certains pesticides, dont la toxicité aurait été démontrée.

Au commencement de cette étude, en 2005, ont donc été inclus 185 000 agriculteurs, actifs et retraités, sur douze départements représentatifs de la variété agricole française et disposant de registres de recensement des cancers du réseau Francim. L'état de santé de ces personnes va être surveillé pendant des années. Ce projet de grande ampleur emploie une quinzaine de personnes – épidémiologistes, gestionnaires de bases de données... Premier résultat : l'état de santé global et l'espérance de vie sont meilleurs chez les agriculteurs qu'en population générale. Mais la répartition des cancers serait un peu différente. Pour augmenter la puissance de l'étude, les données concernant les cancers hématologiques sont mises en commun avec celles de deux autres cohortes, l'une aux États-Unis et l'autre en Norvège. Les résultats devraient être disponibles en 2020[53].

53 Inca, 2014. Fiche repère Pesticides et risques de cancer, état des connaissances. Voir aussi http://cancerspreventions.fr/facteurs-de-risques/projets (consulté le 05/09/2018).

dans les années 1990 pour les plus anciennes. L'*Agricultural Health Study* a été l'une des premières, lancée en 1993 aux États-Unis (dans l'Ohio et en Caroline du Nord) auprès de 89 000 agriculteurs et leurs femmes. Cette cohorte américaine porte sur des exploitants agricoles ayant utilisé au moins l'un des 50 pesticides les plus fréquemment employés en Amérique du Nord. Des résultats de cette enquête sont régulièrement publiés dans la presse scientifique internationale. Les conclusions cependant sont peu extrapolables à la France, car les produits en question ne sont justement pas ceux qui sont les plus prisés dans notre pays. Les produits évalués dans cette étude sont principalement des insecticides organophosphorés, des pesticides, mais peu de fongicides, largement utilisés en France.

Troisième source d'information sur les risques de cancer liés aux pesticides : les Monographies du CIRC. Ces monographies sont rédigées par une équipe d'experts qui analysent de façon approfondie toute la littérature scientifique concernant un facteur de risque suspect, en prenant en compte les études épidémiologiques, les expérimentations chez l'animal et les études *in vitro* visant à comprendre les mécanismes. Mais en matière de pesticides, la tâche est difficile vu le nombre immense de molécules et leur évolution dans le temps. Pour l'instant, les experts du CIRC se sont penchés sur un nombre limité de molécules, puisqu'à ce jour seulement 70 substances ont été étudiées. La moitié des molécules étudiées ont été considérées comme non classables du fait d'un manque de données. Et seules deux ont été placées dans la catégorie des cancérogènes avérés : les dérivés de l'arsenic, notamment très utilisés en viticulture et autorisés jusqu'en 2002, et le lindane, interdit en 1990 en agriculture, mais utilisé jusqu'en 2007 dans les shampooings anti-poux, et toujours présent dans les analyses des milieux (air, poussières domestiques etc.) car il s'agit d'un composé très persistant.

Par ailleurs, plusieurs pesticides ont été classés cancérogènes probables : le glyphosate, le malathion, le diazinon, le captafol et le dibromure d'éthylène.

Ce que l'on sait des liens entre pesticides et cancers

Les études menées en milieu agricole ont montré que si les agriculteurs avaient moins de cancer du poumon, ils étaient exposés à un risque plus important de cancer de la prostate, de leucémies et de lymphomes, de tumeurs cérébrales et de mélanome malin. Il s'agit d'une augmentation de risque relativement faible d'un point de vue statistique (de l'ordre de 10 à 30 %), mais de là à en conclure que les pesticides ne seraient que des petits facteurs de risque, il n'y a qu'un pas… à ne pas franchir. En réalité, la population exposée est très hétérogène et le risque général, sans tenir compte de la durée de l'exposition en particulier, apparaît dilué dans la population concernée. En y regardant de plus près, ce risque est nettement plus important pour les groupes les plus exposés pendant le plus longtemps.

En 2013, les chercheurs de l'Inserm (Institut national en santé et recherche médicale) en France ont publié une expertise collective sur les pesticides et ont revu les connaissances disponibles concernant les liens entre pesticides et maladies, dont huit localisations cancéreuses : quatre cancers hématopoïétiques (cancers du sang) et les cancers de la prostate, du testicule, les tumeurs cérébrales et le mélanome. La plupart de ces localisations ont été identifiées dans des analyses antérieures comme potentiellement associées à une exposition aux pesticides, sans précision sur les substances en cause. Une mise à jour de ces données est en cours.

D'après l'analyse de la littérature, l'augmentation du risque est notable chez les agriculteurs, les ouvriers d'usines de production de pesticides et les populations rurales : entre 12 et 28 % d'augmentation du risque de cancer de la prostate selon les populations étudiées. Quelques substances ont été mises en cause en particulier dans cette association : chlordécone, carbofuran, coumaphos, fonofos, perméthrine. Toutes sont actuellement interdites d'usage. Pour certaines d'entre elles, un excès de risque est observé uniquement chez les agriculteurs ayant des antécédents familiaux de cancer de la prostate.

Le débat sur l'interdiction du glyphosate n'est pas tranché

Le glyphosate, herbicide objet d'un débat très vif en France et en Europe, a été classé cancérogène probable par le CIRC, à la suite d'études ayant mis en évidence, chez des personnes exposées professionnellement, un risque augmenté de lymphome. Des études expérimentales chez le rongeur ont montré un effet cancérogène de ce produit. L'Efsa, l'Agence européenne de sécurité des aliments, en revanche, estime que le glyphosate ne présenterait pas de risque cancérogène et propose plutôt que d'interdire ce produit, de bien réguler son emploi. En attendant, le produit reste accessible à la vente à la population, et les débats au plus haut niveau de l'État se poursuivent...

Une augmentation de risque de lymphome non hodgkinien et de myélome multiple a été observée chez les professionnels exposés aux pesticides du secteur agricole et non agricole. À noter que depuis 2015, un tableau de maladie professionnelle permet la reconnaissance des lymphomes associés à une exposition aux pesticides, en maladie professionnelle. Bien que les résultats de l'analyse de la littérature soient moins clairs, l'expertise collective de l'Inserm a conclu qu'un excès de risque de leucémie ne peut être écarté.

Un lien est également suggéré par les études entre les leucémies chez l'enfant et l'exposition professionnelle ou résidentielle aux pesticides (sans distinction) pendant la grossesse ou l'exposition résidentielle chez l'enfant.

Pour les autres cancers étudiés, il est plus difficile de tirer des conclusions à partir de l'analyse de la littérature scientifique. Notamment parce que le nombre de nouveaux cas par an (incidence) est faible pour le cancer du testicule, les tumeurs du cerveau et la maladie de Hodgkin. Pour ce qui est du mélanome malin, il est difficile de conclure aussi sur le risque spécifique lié aux pesticides dans la mesure où les agriculteurs sont exposés à un autre facteur de risque majeur du mélanome : les rayons UV du soleil, du fait de leur activité principalement en extérieur.

Enfin, certaines tumeurs du cerveau de l'enfant ont été attribuées à des pesticides utilisés intensément comme le malathion (traitement anti-poux), interdit depuis 2007.

Comment améliorer la protection contre les pesticides ?

L'exposition aux pesticides en milieu professionnel se ferait majoritairement par voie cutanée. Outre le respect de toutes les précautions d'emploi, la protection immédiate doit être vestimentaire : équipements de protection individuelle, gants, masques, adaptés à chaque étape de manipulation. Mais en réalité, l'efficacité de ces équipements a été peu évaluée.

Surtout, la protection doit être collective, basée sur la substitution des produits les plus dangereux par des produits moins dangereux. Mais le système est très lent à se mettre en marche. Par exemple dans le cas de l'arsenic, il a fallu de très nombreuses années entre le moment où des risques ont été mis en évidence et celui où ce produit a été interdit.

Quant aux résidus de pesticides sur les fruits et légumes, dont on parle si régulièrement, quels sont les risques au regard de la science ? En fait, en l'état actuel des connaissances, on ne peut affirmer que le fait de consommer des fruits et légumes contenant des résidus de pesticides était associé à un risque accru de cancer. Cependant, dire que l'on ne sait pas ne signifie pas qu'il n'y a pas un risque... En tout cas, s'il existe néanmoins un effet faible, celui-ci ne contrebalancerait pas les bénéfices pour la santé de manger des fruits et des légumes. Par contre, on rappelle qu'il faut bien laver les fruits et légumes. Par ailleurs, selon plusieurs études, les personnes qui mangent « bio » ont un taux de résidus de pesticides moindre. Cela dit, les études manquent pour conclure qu'ils aient ou non un moindre risque de cancers que le reste de la population.

LA POLLUTION DE L'AIR, RESPONSABLE DE 4 % DES CANCERS DU POUMON EN FRANCE

Les polluants de l'air sont multiples. Ils résultent du rejet direct de composés gazeux ou sous forme de particules, qui proviennent des multiples activités humaines, industrielles, domestiques, agricoles, des transports, des combustions diverses, etc.

Dans le monde, la pollution atmosphérique serait responsable de 223 000 morts par cancer du poumon par an[54]. Certains pays émergents payent un bien plus lourd

54 IARC, 2016. *Outdoor Air Pollution*, IARC monographs on the evaluation of carcinogenic risks to humans, vol. 109, International Agency for Research on Cancer, Lyon.

tribut à cette pollution. Ce chiffre qu'il ne faut pas minimiser est à comparer cependant avec les 2 millions de morts annuels par cancer du poumon liés au tabac, qui reste la première cause de ce cancer dans le monde, responsable de 80 % des cas. En France, la proportion de cancer du poumon attribuable à la pollution atmosphérique est estimée à 4 %, et moins de 1 % de l'ensemble des cancers.

Un phénomène général aux conséquences multiples

L'étude des effets de la pollution atmosphérique sur la santé et, *a fortiori* sur les risques de cancers, est complexe. L'ensemble de la population des centres urbains notamment y est exposée. Dans ces conditions, comment mettre en évidence ceux qui vont être victimes de ses effets délétères et les autres ? À la suite de l'analyse d'une série d'enquêtes menées essentiellement en Europe et en Amérique du Nord, dans des villes et régions exposées à des niveaux de pollution comparables à la France, le CIRC dans un avis rendu public en 2013 a placé la pollution atmosphérique en tant que mélange, ainsi que les particules fines, dans la liste de facteurs avérés de cancer pour l'homme, en particulier de cancer du poumon[55].

La pollution atmosphérique a bien d'autres effets délétères sur la santé, en contribuant à augmenter le nombre de personnes asthmatiques et souffrant de rhinites allergiques, ou encore en aggravant leurs symptômes. Selon différents modèles épidémiologiques, en France, la pollution serait responsable du décès prématuré de 48 000 personnes souffrant de diverses pathologies, et

55 *Ibid.*

qui du fait de cette pollution perdraient huit mois en moyenne d'espérance de vie. Ces points méritent d'être mentionnés, mais ne seront pas développés dans cet ouvrage consacré au cancer.

D'où vient la pollution atmosphérique ?

Sous la terminologie « pollution atmosphérique », sont donc regroupés des mélanges complexes de polluants, particules et gaz, variables dans l'espace, le temps et en fonction des conditions météorologiques, provenant de diverses sources naturelles (éruptions volcaniques ou encore vent des sables, qui diffusent une pollution particulaire) et des activités humaines. Les principales sources de pollution de l'air ambiant viennent des transports, des centrales électriques, des émissions industrielles et agricoles, des fumées du chauffage au bois ou liées à la cuisson des aliments. Ces particules fines — on parle souvent de PM (de l'anglais *particulate matter*) — entrent en suspension dans l'atmosphère, mêlées à ses composés gazeux. Pour les particules très fines que sont les $PM_{2,5}$ (moins de 2,5 microns de diamètre), elles sont pour près de la moitié (48 %) émises par le secteur résidentiel-tertiaire (habitations, bureaux...). Autre source des PM : les brûlages des mauvaises herbes des jardins ou des produits d'élagage des arbres, qui sont désormais interdits. Il faut savoir que la pollution émise par un feu de jardin en termes de particules est équivalente à près de 10 000 km parcourus par une voiture diesel récente !

Les polluants les plus abondants dans les régions urbaines sont dus à la forte densité des voitures. On retrouve : des particules fines provenant en majorité des moteurs diesel, du dioxyde d'azote et de l'oxyde d'azote

(NO_2, NOx), ainsi que de l'ozone (O_3), un polluant secondaire formé sous l'action des rayons du soleil à partir de polluants primaires comme les composés organiques volatiles (COV) dont l'origine est très variée. Les oxydes d'azote (NOx) proviennent majoritairement du trafic routier (54 %). Les émissions d'oxyde d'azote ont aussi une tendance à la baisse du fait du renouvellement du parc automobile moins polluant, même si les niveaux restent au-delà des objectifs de qualité.

Le dioxyde de soufre (SO_2), polluant primaire historique, a été responsable de brouillards épais et acides à Londres (les fameux *smogs*). Les rejets en SO_2, en monoxyde de carbone, en benzène et en plomb liés à des pratiques industriels ont diminué dans les grandes mégapoles occidentales, grâce à des législations adaptées. Ceux qui demeurent sont dus en majorité à la consommation de combustibles fossiles soufrés : charbon, coke de pétrole, fioul, notamment au niveau industriel ; ils dégradent également la qualité de l'air ambiant. En France, les émissions de SO_2 ont été divisées par 10 passant d'environ 1 800 kt en 1960 à 180 kt en 2014. Mais d'autres polluants ont pris le relais. Globalement, tous les polluants dans l'air sont en baisse. C'est important de le dire. Néanmoins, de nombreux Français sont potentiellement concernés par un risque de dépassement des valeurs limites pour les PM_{10} (particules de 10 microns) et plus ponctuellement de $PM_{2,5}$.

Fines mais très surveillées : les particules dans notre air

Plus les particules sont fines, plus elles pénètrent dans le système pulmonaire, avec un risque accru pour la santé. L'Union européenne recommande de surveiller les PM_{10} et les $PM_{2,5}$. L'attention est désormais portée aussi sur des particules de diamètre inférieur à un micron (PM_1). Elles sont émises par des processus de combustion provenant essentiellement de moteurs diesel et de quelques activités industrielles.

La surveillance de l'air découle des obligations réglementaires fixées au niveau européen, puis déclinées dans les législations nationales. Les réseaux de surveillance de la qualité de l'air enregistrent les niveaux de polluants réglementés, par exemple les matières particulaires respirables (PM_{10}), les matières particulaires fines ($PM_{2,5}$), et différents gaz polluants, NO_2, SO_2 et O_3. En France métropolitaine comme en Outre-mer, il existe une Association agréée de surveillance de la qualité de l'air (Aasqa) dans chaque région, fédérée au sein d'un réseau national, Atmo France. Ces associations sont notamment chargées de mesurer et de prévoir la qualité de l'air ainsi que d'informer quotidiennement le public et les autorités. Pour connaître la qualité de l'air dans votre région et bien plus encore, il vous suffit de cliquer sur votre région sur une carte interactive disponible sur leur site Internet.

Les $PM_{2,5}$ et les NO_2 sont les plus utilisés comme indicateurs de pollution. Les niveaux de tous les polluants ont dans l'ensemble baissé, nous l'avons dit, en Europe occidentale et en Amérique du Nord depuis la fin du XXe siècle, mais dans de nombreuses régions, les normes de qualité de l'air pour les $PM_{2,5}$ préconisées par l'OMS ou les autorités nationales sont couramment et largement dépassées. Aussi, ils augmentent dans certains pays en voie d'industrialisation rapide, notamment en Asie. Les expositions professionnelles à la pollution atmosphérique, bien qu'elles ne soient pas systématiquement surveillées, sont aussi un sujet de préoccupation pour certains travailleurs, comme les chauffeurs et les vendeurs de rue.

Pollution atmosphérique : un cancérogène certain

Le groupe de travail du CIRC a classé la pollution atmosphérique et les matières particulaires qu'elle contient comme cancérogènes pour l'homme, sur la base d'indications suffisantes chez l'homme et l'animal de laboratoire, ainsi que sur la base de fortes indications mécanistiques. Le volume 109 des Monographies du CIRC est basé sur l'examen indépendant de plus de 1 000 articles scientifiques provenant d'études menées essentiellement en Europe et en Amérique du Nord. Elles analysent la cancérogénicité de divers polluants présents dans l'atmosphère et notamment les particules et la pollution liée aux transports. Les résultats des recherches épidémiologiques et des études sur des animaux de laboratoire sont concordants, en ce qui concerne le caractère cancérogène de la pollution atmosphérique en général, et des particules en particulier. Notamment, on a observé systématiquement un risque accru de cancer du poumon dans des études portant sur des millions de personnes et des milliers de cas de cancer du poumon en Europe, en Amérique du Nord et en Asie, à des niveaux d'expositions comparables à ceux de la population française. Les études les plus larges sont basées sur une analyse d'ensemble de données provenant de dix pays européens et une vaste étude de cohorte menée à travers les États-Unis. Les principales sources de pollution de l'air extérieur examinées dans ces études sont liées aux transports, aux émissions industrielles et agricoles, au chauffage et aux modes de cuisson.

La pollution particulaire en cause

Les études montrent que le taux de cancer du poumon est particulièrement associé à la pollution particulaire. Ces observations ne sont pas expliquées par le tabagisme ou un autre facteur de risque. Une méta-analyse[56] publiée en 2014 suggère que le risque de cancer du poumon s'accroît de 10 % pour chaque augmentation de 10 microgrammes de $PM_{2,5}$ ou de PM_{10} par mètre cube d'air. Le risque existe même à des niveaux en dessous les normes actuelles. Pour l'étude Escape[57], portant sur 17 cohortes européennes et sur 312 944 personnes suivies pendant près de 13 ans en moyenne, ce n'est pas de 10 % mais de 20 % que le risque de cancer du poumon s'accroît pour toute augmentation de 10 microns par mètre cube de particules PM_{10} ou de $PM_{2,5}$. Le taux de NO_2 dans l'atmosphère aussi serait associé, plus faiblement, à une augmentation du risque de cancer du poumon, selon une méta-analyse publiée en 2015[58].

Pour neutraliser les éventuels biais de ces études liés au tabagisme, des enquêtes ont été menées spécifiquement sur l'impact de la pollution pour les non-fumeurs. Elles ont aussi observé un risque accru associé à la pollution atmosphérique[59]. Il faut savoir que toutes les études ont été menées dans des régions où les niveaux moyens annuels de $PM_{2,5}$ varient entre 10 et 30 $\mu g/m^3$, ce qui représente seulement environ le tiers inférieur des expositions moyennes à travers le monde. Les études évaluant le risque d'autres cancers suggèrent également une

56 Ghassan B. *et al.*, 2014. Outdoor particulate matter exposure and lung cancer: A systematic review and meta-analysis. *Environ Health Perspect.*, 122 (9), 906-911.
57 Raaschou-Nielsen O., 2013. Air pollution and lung cancer incidence in 17 European cohorts: Prospective analyses from the European Study of Cohorts for Air Pollution Effects (Escape). *Lancet Oncol*, 14, 813-822.
58 Hamra G.B. *et al.*, 2015. Lung cancer and exposure to nitrogen dioxide and traffic: A systematic review and meta-analysis. *Environ Health Perspect*, 123 (11), 1107-1112.
59 Turner M.C. *et al.*, 2011. Long-term ambient fine particulate matter air pollution and lung cancer in a large cohort of never-smokers. *Am J Respir Crit Care Med*, 184 (12), 1374-1381.

augmentation du risque de cancer de la vessie associée à la pollution atmosphérique.

Concernant l'animal exposé directement à la pollution de l'air extérieur par inhalation, seules quelques études se sont attachées à évaluer l'apparition de cancer. Il a été démontré en particulier que des animaux exposés à de fortes concentrations de particules diesel développaient plus de cancers pulmonaires que ceux qui n'étaient pas exposés. Des études portant sur des souris exposées à la pollution atmosphérique issue de la circulation routière de Sao Paulo (Brésil) ont montré une augmentation de l'incidence de tumeurs bénignes du poumon, avec une relation dose-effet : plus la pollution était importante, plus le risque l'était aussi[60]. D'autres travaux expérimentaux, dans lesquels les souris ont reçu des injections par voie sous-cutanée de particules collectées dans la pollution atmosphérique, ont montré l'apparition accrue de tumeurs au niveau du site de l'injection.

L'exposition à la pollution atmosphérique dans l'environnement professionnel ou dans des milieux urbains et industriels est également associée à des changements dans l'expression de certains gènes impliqués dans la réparation de l'ADN[61]. Des lésions de l'ADN, notamment des mutations somatiques et germinales et des anomalies cytogénétiques, ont aussi été observées chez les mammifères, les oiseaux et les plantes exposés à la pollution atmosphérique[62].

60 Reymao M.S., 1997. Urban air pollution enhances the formation of urethane-induced lung tumors in mice. *Environ Res*, 74, 150-158.

61 DeMarini D.M., 2013. Genotoxicity biomarkers associated with exposure to traffic and near-road atmospheres: A review. *Mutagenesis*, 28, 485-505.

62 Somers C.M., 2011. Ambient air pollution exposure and damage to male gametes: Human studies and *in situ* "sentinel" animal experiments. *Syst Biol Reprod Med*, 57, 63-71.

Comment éviter les cancers liés à la pollution

La pollution atmosphérique est incontestablement cancérogène pour l'homme. Si le risque au niveau individuel est très faible d'un point de vue épidémiologique, l'impact sanitaire est néanmoins important puisque toute la population ou presque y est exposée, avec des populations particulièrement vulnérables.

Alors quelles mesures prendre pour réduire ses risques de cancers liés à la pollution de l'air ? Des mesures efficaces existent pour réduire cette exposition : d'abord ce sont des actions communautaires, au niveau des communes, des villes, des politiques publiques : réduction de la circulation automobile, développement des voitures électriques, multiplication des transports en commun...

Mais aussi, ce sont des actions individuelles et des changements de comportements qui peuvent permettre à tous d'agir, comme éviter la combustion en foyer ouvert de bois ou de déchets végétaux, utiliser pour le chauffage ou la climatisation des appareils ayant un rendement énergétique optimal, permettre une bonne ventilation du domicile, limiter l'utilisation des véhicules particuliers et s'assurer de leur bon entretien, enfin, recourir aux multiples offres qui nous sont aujourd'hui proposées pour nous déplacer : pédaler, covoiturer, louer, échanger... Cela bouleverse parfois certaines de nos habitudes qui ont la peau dure, mais nous avons toutes et tous un rôle à jouer pour respirer un air de qualité dans un environnement plus favorable à notre santé et à celle de nos enfants[63].

63 Loumé L., avec Marano F., 2018. *Notre air est-il respirable ? Le vrai du faux sur la pollution intérieure et extérieure*, Quæ, Versailles, 166 p.

8

EFFET DOMINO AU ROYAUME DES HORMONES

L'environnement hormonal influence le risque de cancer. Il a été démontré il y a déjà plusieurs décennies qu'une longue imprégnation hormonale, chez les femmes ayant une puberté précoce et une ménopause tardive, était associée à une augmentation du risque de cancer du sein et de l'endomètre. Les hormones exogènes (pilules, traitements de la ménopause) ont aussi été mises en cause. Mais désormais, de manière plus subtile, de très nombreux produits chimiques sont sur la sellette car ils auraient un effet hormonal. Ce sont des perturbateurs endocriniens qui pourraient avoir un rôle toxique, chez les nourrissons, les jeunes enfants, et même chez le fœtus.

LE REVERS DU CONTRÔLE HORMONAL

La contraception hormonale puis, dans les années 1970, les traitements de la ménopause ont été acceptés au départ, dans l'enthousiasme général et sans doute majeur concernant leur innocuité. Il faudra attendre plusieurs décennies avant de comprendre que comme tous les autres produits de santé, ces traitements à base d'hormones ne sont pas dénués d'effet secondaire.

La face cachée du symbole de la révolution sexuelle ?

Née au début des années 1960, la pilule contraceptive a été une révolution totale pour les femmes, ouvrant la voie à une liberté sexuelle que l'immense majorité de leurs mères et grand-mères n'avait pas connue. Pendant des décennies, critiquer la pilule ou émettre le moindre doute sur ses éventuels effets secondaires a été considéré comme une hérésie, une injure faite aux femmes, une charge contre le féminisme... Comment pouvait-on mettre en cause un médicament, à l'origine d'un séisme colossal dans la vie des jeunes filles, leur offrant à la fois une libération sexuelle et une maîtrise enfin rigoureuse de leur désir d'enfant ? La pilule a longtemps été considérée comme un médicament totalement inoffensif, d'ailleurs à juste titre.

Mais 50 ans plus tard, des centaines d'études en plus et un regard un peu plus distancié permettent de savoir que, comme pour tout médicament efficace, la pilule n'est pas totalement dénuée d'effets secondaires. Ce n'est qu'à partir du moment où cette révolution entrée dans les mœurs n'en a plus été une, que les médias et les femmes ont commencé à s'intéresser à ces effets secondaires.

Le risque de thrombo-embolies veineuses (phlébites et embolies pulmonaires) lié à la pilule avait en effet été identifié depuis longtemps. Il avait été reconnu et formalisé en particulier de manière très précise par des études menées sous l'égide de l'OMS au milieu des années 1990. Mais il a fallu malheureusement attendre, pour que la population s'en émeuve vraiment et se préoccupe de cette question, qu'en 2011 des jeunes femmes en France remettent en cause la contraception hormonale suite aux accidents vasculaires dont elles avaient été victimes. Pour la première fois, la pilule descendait de son piédestal, face à ce risque de thrombose artérielle, augmenté qui plus est de façon importante en cas d'association pilule-tabac ou pilule-cannabis.

De la même manière, le lien entre cancer et pilule, déjà évoqué *a minima* par le passé, n'était pas un sujet facile à aborder. Le risque était d'inciter les jeunes femmes à arrêter la pilule et voir alors augmenter le nombre potentiel d'interruptions de grossesse. Aujourd'hui, il n'est plus tabou d'analyser le lien éventuel entre risque de cancer du sein et pilule, un risque qui reste très faible certes, mais qu'il importe de faire connaître aux jeunes femmes pour leur permettre de choisir leur contraception en toute connaissance de cause.

La pilule classée cancérogène depuis 2005

Dès 2005, le CIRC classait déjà les pilules contraceptives dans la catégorie des cancérogènes, du fait d'un certain nombre d'études rigoureuses mettant en évidence, chez les femmes prenant une pilule œstroprogestative, une légère hausse du risque de cancer du sein, du col de l'utérus et du foie. Actualisé en 2012, le classement du CIRC confirme qu'une femme prenant la pilule présente une augmentation du risque de cancer du sein, en particulier celles qui la prennent depuis peu, et celles qui l'utilisent depuis dix ans ou plus. Le risque revient à la normale dix ans après avoir cessé de la prendre. Les conclusions du CIRC soulignent aussi que l'utilisation d'une pilule à long terme, c'est-à-dire cinq ans ou plus, augmente le risque de cancer du col de l'utérus, ce risque diminuant au fil du temps après l'arrêt. Enfin, l'utilisation à long terme de la pilule fait aussi légèrement augmenter le risque de cancer du foie. Dans la mesure où ce cancer est très peu fréquent (2 cas pour 100 000 femmes par an), il reste très rare parmi les jeunes femmes.

Une confirmation du risque... mais aussi du bénéfice !

Ces avis émanant des plus grandes autorités mondiales de santé n'ont pas vraiment impressionné les femmes. Pourtant, en 2017, de nouvelles études sur le sujet, confirmant le risque de cancer du sein sous pilule, ont été largement médiatisées, sans panique, et sans déni. Ainsi, une grande enquête réalisée au Danemark, publiée en décembre 2017 dans une revue scientifique américaine de haut niveau, le *New England Journal of Medicine*, conclut aussi que le risque de cancer du sein augmente légèrement avec les années de prise du contraceptif hormonal, et cela quel que soit le type d'hormones prescrites : pilules œstroprogestatives, pilules progestatives seules, stérilet hormonal et encore implant contraceptif. Le risque de développer un cancer du sein apparaît donc plus élevé pour les femmes choisissant une contraception hormonale par rapport aux autres modes de contraception (comme les préservatifs par exemple). La pilule microprogestative peut elle aussi faire augmenter le risque de cancer du sein et de l'utérus.

Pour parvenir à cette conclusion précise, pendant dix ans, des chercheurs de l'université de Copenhague ont suivi 1,8 million de Danoises âgées entre 15 et 49 ans. Parmi elles, 11 517 femmes ont développé un cancer du sein au cours de cette période. L'analyse des données épidémiologiques montre que, sur 100 000 femmes utilisant un contraceptif hormonal, 68 développent un cancer du sein chaque année, contre 55 seulement parmi celles qui n'en utilisent pas. Soit un risque supplémentaire de 13 cas par an pour 100 000 femmes. La hausse est donc significative, tout en restant faible. En d'autres termes, les femmes sous pilule auraient un risque accru de 20 % d'avoir un cancer du sein. Pour des durées d'utilisation inférieures à un an, ce risque est de 10 %, et pour des utilisations de plus de dix ans, il est de 38 %. Le surrisque décroît à l'arrêt de la pilule pour disparaître au bout de dix ans[64].

Cette conclusion paraîtra abrupte, voire inconcevable pour les non-initiés, dans la mesure où l'idée de l'innocuité totale de la pilule est un dogme difficile à remettre en cause. La contraception orale ayant été l'un des acquis les plus importants pour les femmes du xxe siècle, il n'est pas question de l'abandonner ni de l'accabler de tous les maux. Elle pourrait cependant avoir un impact important sur la vie des femmes, en incitant les médecins à arrêter les prescriptions dès un certain âge. À partir de 35-40 ans, un autre mode de contraception pourrait ainsi être proposé aux femmes, dans la mesure où c'est à partir de cet âge-là que le risque de cancer du sein commence à croître.

Les progestatifs en cause ?

Dans le monde, plus de 100 millions de femmes prennent la pilule (sous forme d'associations combinées œstroprogestatives), soit près de 10 % de celles en âge de procréer. Dans les pays industrialisés, ce sont près de 80 % des femmes qui ont déjà utilisé la pilule. C'est même

---

64 Mørch L.S. *et al.*, 2017. Contemporary hormonal contraception and the risk of breast cancer. *N Engl J Med,* 377 (23), 2228-2239

désormais un passage initiatique quasi obligé pour les jeunes filles avant de devenir mères et même souvent après. Beaucoup d'études ont d'ailleurs souligné la très bonne tolérance de la pilule et le très faible taux de complications (essentiellement d'ordre thromboembolique, comme nous l'avons dit).

Alors pourquoi la pilule œstroprogestative majorerait-elle le risque de cancer du sein ? Normalement, en période d'activité génitale, les ovaires d'une femme sécrètent de la progestérone pendant dix à quatorze jours par mois. Avec la pilule combinée, la femme est exposée pendant trois semaines aux progestatifs. Cette exposition plus importante pourrait expliquer ce risque accru.

En revanche, la pilule aurait également un effet protecteur à mettre dans la balance : celui-ci s'exercerait sur le risque de cancer de l'ovaire et de l'endomètre. Une étude britannique indique ainsi que la prise d'une pilule pendant cinq ans réduirait de 25 % le risque d'avoir un cancer de l'endomètre avant 75 ans. Selon une autre grande étude épidémiologique américaine, plus la contraception orale dure longtemps, plus le bénéfice en termes de réduction des risques des cancers de l'ovaire et de l'endomètre est important. Ainsi, une contraception orale durant au moins dix ans diminuerait le risque de cancer de l'ovaire de 40 % par rapport à l'absence de contraception orale ou une utilisation de moins d'un an. Au final, les bénéfices de la pilule en termes de cancer dépassent-ils les risques ? Aucune analyse ne répond à cette question pour l'instant.

Et le traitement hormonal de la ménopause ?

Le traitement hormonal de la ménopause a fait l'objet pendant plus de 30 ans (entre les années 1970 et 2000) d'une promotion sans pareille auprès des médecins gynécologues et des femmes, avec un discours mélangeant rêve et science. Sous l'impulsion des laboratoires pharmaceutiques y voyant une source de profits considérables, ce traitement hormonal (une association en général d'œstrogènes et de progestatifs) a été paré de toutes les vertus, laissant croire aux femmes qu'il s'agissait d'une sorte de cure de jouvence après la ménopause permettant de faire reculer aux calendes grecques les méfaits du vieillissement, avec son cortège de rides, de prise de poids, de fonte musculaire, d'ostéoporose, de difficultés sexuelles... Quelle femme normalement constituée pouvait résister à de telles promesses ? Le traitement hormonal s'est donc imposé pour les femmes ménopausées occidentales comme un passage presque tout aussi obligé que la pilule. De plus, ce traitement a été longtemps considéré comme un facteur protecteur contre les maladies cardiovasculaires. Quelques décennies plus tard, les femmes comme les médecins sont tombés de bien haut : une grande enquête américaine révélait en 2002 que le traitement hormonal était incontestablement un facteur de risque, notamment de cancer du sein et aussi justement d'accidents cardiovasculaires.

Les professionnels de santé et chercheurs, pendant des années, avaient compris que bien des zones d'ombre persistaient concernant les éventuels effets secondaires de ces traitements. Mais il était difficile pour eux de faire entendre des points de vue discordants, tant le message dominant, plaidant contre le vieillissement et pour les hormones, était puissant. Quelques études internationales publiées dans les années 1990 avaient mis en évidence un faible risque accru de cancer du sein pour les femmes ainsi traitées, mais les médecins gynécologues balayaient ces mises en garde d'un revers de la main, affirmant que le traitement hormonal n'agissait qu'en tant que révélateur d'un cancer sous-jacent, déjà existant...

Le séisme de l'enquête WHI

À l'aube des années 2000, plus de 15 millions d'Américaines prenaient un traitement hormonal, autant d'Européennes et plus d'un million et demi de Françaises. Mais, en 1993, l'Institut national de la santé américain (NIH) avait décidé, face aux doutes des experts, d'organiser une enquête d'envergure pour qu'enfin, les autorités sanitaires, les femmes et les médecins puissent connaître les effets secondaires réels de ce traitement hormonal substitutif de la ménopause pour les femmes. Cette enquête baptisée *Women's Health Initiative* (WHI) avait consisté à recruter 60 000 Américaines âgées de 50 à 79 ans pour les intégrer dans différents essais cliniques.

Pour l'essai le plus important, 16 000 femmes ont été tirées au sort : la moitié d'entre elles avait pris un traitement hormonal, l'autre moitié un placebo... Cette enquête avait mobilisé des centaines de médecins, statisticiens, épidémiologistes, et avait coûté plus d'un milliard de dollars à l'administration américaine. Des médecins de renom, dès le lancement de l'étude, avaient pronostiqué sans le moindre doute ou recul, que l'étude allait mettre en évidence la supériorité des hormones sur le placebo et qu'elle ne servait donc à rien... Mais le 7 juillet 2002, un communiqué de l'équipe de médecins coordinateurs de l'étude WHI a fait l'effet d'une bombe. Ce communiqué annonce qu'à la suite d'une analyse préoccupante des résultats intermédiaires, les médecins ont décidé d'arrêter l'étude comparant les femmes traitées avec des hormones et celles recevant un placebo, après un suivi des participantes de l'étude d'un peu plus de cinq ans. Et d'expliquer que contre toute attente, les risques apparaissaient supérieurs aux bénéfices et qu'il n'y avait aucune raison de continuer à infliger ce traitement toxique aux femmes qui le recevaient.

Quelques jours plus tard, les résultats sont publiés dans une revue scientifique américaine reconnue et sèment la consternation : contrairement à la croyance répandue d'une protection contre les maladies cardiovasculaires, le traitement hormonal augmente au contraire le risque d'infarctus de 29 %, mais aussi d'accident cérébral de 41 %. Pour ce qui est du cancer du sein, les médecins observent après cinq années de suivi, 166 cas parmi les femmes recevant les hormones contre 124 pour celles n'ayant que le placébo. Soit 26 % de cancer du sein en plus avec le traitement hormonal.

Même s'il est observé un taux un peu moindre de cancer du côlon et de fractures du col du fémur, le bilan du traitement hormonal est désormais considéré comme négatif, ayant plus d'effets délétères que bénéfiques. Les analyses statistiques montrent que non seulement les cancers du sein sont plus nombreux avec le traitement hormonal, mais qu'ils sont diagnostiqués à un stade plus avancé, avec plus souvent des métastases et une taille moyenne un peu supérieure (1,7 cm contre 1,5 cm). Enfin, on note que si le risque de cancer du sein n'augmente pas les trois premières années de traitement, il croît progressivement ensuite. Ce travail a été critiqué en France par les mêmes adeptes des hormones, avec des arguments fallacieux : les Françaises, clamaient-ils, « sont plus minces que les Américaines et ont donc moins de risque au départ de cancer du sein », « les hormones prescrites en France sont meilleures que celles utilisées de l'autre côté de l'Atlantique »[65]...

65 Rossouw J.E. *et al.*, 2002. Risks and benefits of oestrogen plus progestin in healthy post-menopausal women: Principal result from the women's health initiative, randomized control trial. *JAMA*, 288 (3), 321-333.

En Europe aussi, des études confirment le lien entre cancer du sein et hormones de la ménopause

Pourtant, quelques mois plus tard, en août 2003, une nouvelle enquête réalisée cette fois-ci en Grande-Bretagne confirmait ces résultats. La *Million Women Study* s'était en effet penchée sur un million de femmes âgées de 50 à 64 ans, dont la moitié prenait des hormones de la ménopause (THM). De manière globale, les chercheurs de l'université d'Oxford ont calculé que les femmes sous THM ont un risque d'avoir un cancer du sein multiplié par 1,7. C'est vrai, certains traitements hormonaux sont plus à risque que d'autres, mais aucun n'est associé à un risque zéro. Au bout de dix ans de traitement, parmi 1 000 femmes traitées par œstroprogestatifs, il y avait 19 cancers du sein de plus que parmi les 1 000 femmes ne recevant pas d'hormones… Le risque s'accroît largement avec la durée de prise du THM : il est multiplié par 1,3 après quatre ans de traitement et par près de 2 pour des durées supérieures à dix ans. L'auteur de l'étude estime que sur les dix dernières années, 20 000 cas de cancer du sein au total seraient imputables aux traitements hormonaux en Grande-Bretagne.

L'étude française apporte des précisions, mais va dans le même sens

La première grande étude française concernant les risques de cancer du sein associés à la prise d'un traitement hormonal a été publiée en novembre 2004 dans un journal scientifique important, *International Journal of Cancer*. L'enquête portant sur une cohorte, dite E3N, de près de 100 000 femmes affiliées à la Mutuelle générale de l'Éducation nationale (MGEN), a confirmé les résultats des publications anglaise et américaine, en apportant quelques précisions. Tous les traitements hormonaux de la ménopause augmentent le risque de cancer du sein, mais certains seraient un peu moins à risque que d'autres. Ainsi, les traitements œstroprogestatifs à base de progestérone micronisée (de même structure que la progestérone produite naturellement par l'ovaire) ou de dydrogestérone (isomère de la progestérone) ne semblent pas augmenter le risque de cancer du sein, quand ils sont pris sur une courte durée. Le risque est cependant augmenté chez les femmes qui sont sous traitement depuis plus de cinq ans[66].

Par contre, les autres traitements œstroprogestatifs, même prescrits pour de courtes périodes, augmentent le risque de cancer du sein. Le sur-risque disparaît après l'arrêt d'un traitement pris moins de cinq ans. Si le traitement a duré plus de cinq ans, le sur-risque diminue également après l'arrêt, mais il semble persister pendant au moins dix ans. Les traitements à base d'œstrogènes seuls, réservés aux femmes ayant subi une hystérectomie (ablation de l'utérus), sont associés à un risque de cancer du sein moins élevé que celui induit par les œstro-progestatifs, mais ne sont pas sans danger non plus.

Quand prescriptions et nombre de nouveaux cancers du sein baissent conjointement

Toutes ces publications, mettant clairement en évidence un risque de cancer du sein lié au traitement hormonal, ont conduit à une baisse massive des prescriptions. Des recommandations dans tous les pays incitant les médecins

66 Perez M., 2005. *Ce que les femmes doivent savoir : Traitement hormonal substitutif, la fin d'un mythe*, Robert Laffont, Paris, 288 p.

à éviter de prescrire ces traitements, ou en tout cas à le faire pour une durée la plus courte possible (jamais pendant plus de cinq ans), ont porté leurs fruits. Ces recommandations ont fait chuter très rapidement le nombre de femmes ménopausées prenant des hormones. Dans ces conditions, dans tous les pays occidentaux, y compris en France dans les deux ou trois années qui ont suivi la première publication de l'étude WHI, le nombre de cancer du sein a diminué de manière significative, preuve s'il en fallait encore de l'impact du traitement hormonal. En France, entre 2002 et 2004, le pourcentage de femmes de 55-59 ans recevant un traitement hormonal est passé de 38,2 % en 2001 à 14,5 % en 2006. Une baisse de l'incidence du cancer du sein en France, chez les femmes de plus de 50 ans, a été observée rapidement ; une telle diminution a aussi été décrite dans d'autres pays comme le Canada, l'Allemagne, les États-Unis, la Belgique et l'Australie, en grande partie pour les mêmes raisons. Cette évolution illustre l'impact direct d'un facteur de risque sur l'incidence de cancer.

Une ménopause moins médicalisée

En mai 2014, la Commission de transparence de la Haute Autorité de santé (HAS) en France a recommandé de bien peser l'intérêt du traitement hormonal de la ménopause, informer les femmes des risques encourus et de prescrire ces traitements dans le respect de leurs contre-indications, en particulier concernant le risque de maladie thromboembolique et de cancer du sein.

Si le miracle de la jeunesse éternelle n'a pas été tenu avec les hormones, les femmes doivent savoir que l'exercice physique, l'alimentation équilibrée, le maintien d'un poids normal, l'activité intellectuelle et le maintien des liens sociaux et affectifs agissent ensemble pour réduire l'impact du temps qui passe sur la santé.

Les facteurs favorisant le cancer du sein

Il n'est pas possible de conclure ce développement sans évoquer les facteurs de risque connus du cancer du sein, le cancer féminin le plus fréquent en France et dans les pays occidentaux. Si on en connaît de nombreux, l'ensemble des causes sont loin d'avoir été démontrées avec précision, pas plus que celles qui expliqueraient l'augmentation de cette maladie au cours des trois dernières décennies.

Il existe des facteurs individuels sur lesquels il est difficile d'agir, comme le fait d'avoir eu une puberté précoce et une ménopause tardive, ou encore des facteurs génétiques (5-10 % d'entre eux seraient liés à des altérations des gènes *BRCA1* et *BRCA2*, et seul le conseil génétique permet de savoir si l'on est concerné ou pas). En revanche, certains, liés au mode de vie, sont connus et modifiables, comme notamment la consommation régulière d'alcool, l'obésité, le manque d'activité physique. En outre, l'activité physique et l'allaitement des enfants ont clairement un rôle préventif. Avoir des enfants avant 30 ans, voire avant 25 ans, est un élément protecteur, tout comme le fait de mettre au monde de nombreux enfants[67].

Là encore, il y a beaucoup de méconnaissances des femmes sur ce sujet. Une enquête ancienne — mais il n'y en a pas eu d'autres depuis — publiée en ligne dans l'*European Journal of Cancer*, menée entre 1999 et 2001

67 Collaborative Group on Hormonal Factors in Breast Cancer. 2002. Breast cancer and breastfeeding: Collaborative reanalysis of individual data from 47 epidemiological studies in 30 countries, including 50 302 women with breast cancer and 96 973 women without the disease. *The Lancet*, 360, 187-195.

dans 23 pays et portant sur 10 000 étudiantes âgées de 17 à 30 ans, souligne l'étendue de leur ignorance en la matière. L'*International Health Behaviour Study* a été menée sous forme de questionnaires. Globalement, il apparaît qu'un tiers des jeunes femmes interrogées ignorent que le mode de vie influence le risque de cancer du sein, mais savent que le cancer pourrait avoir une origine génétique (72 % des Anglaises, 75 % des Allemandes, 93 % des Américaines et seulement 52 % des jeunes Françaises).

Les facteurs liés au mode de vie, modifiables, sont méconnus. L'alcoolisation excessive augmente clairement le risque de cancer du sein, or seulement 10 % des Américaines, 3 % des Françaises et 1 % des Belges mentionnent l'alcool comme un facteur de risque. L'exercice physique exercerait un effet protecteur en diminuant la masse grasse capable d'élever le taux d'œstrogènes dans le sang. Mais seulement 18 % des Américaines le mentionnent, et juste 0,9 % des Françaises et 3,5 % des Britanniques. Dans le même ordre d'idée, l'obésité est également un facteur qui, après la ménopause, multiplierait ce risque par deux. Là encore, mis à part les Américaines qui sont 16 % à le savoir, seulement 4,4 % des Anglaises et 1,4 % des Françaises en sont informées. À l'évidence, toutes ces données de santé n'ont pas fait l'objet d'une communication suffisamment efficace dans aucun pays.

PERTURBATEURS ENDOCRINIENS, NOUVELLES MENACES HORMONALES

Les perturbateurs endocriniens sont partout. Mais de quoi s'agit-il et faut-il vraiment en avoir peur ? Sont-ils en cause dans l'augmentation des cancers, en particulier du sein ? Mais peut-on y échapper pour autant dans notre vie moderne ? Beaucoup de questions sont soulevées sur ces perturbateurs, mais les réponses, nous allons le voir, sont lentes, très lentes, à apparaître de manière tranchée.

Pour comprendre les liens entre cancer, mode de vie et environnement, les chercheurs se sont d'abord intéressés au tabac, à l'alcool, aux maladies infectieuses, à l'alimentation, à la pollution : des facteurs de risque assez bien délimités sur le plan scientifique, définis, mesurables, tangibles, perceptibles. Aujourd'hui, un nouveau concept beaucoup plus sophistiqué, plus difficilement évaluable, invisible à l'œil nu, s'est imposé : celui des perturbateurs endocriniens. Ces substances n'agiraient pas directement sur le risque de cancer par le biais de mutations, mais indirectement en interférant avec le système hormonal de l'organisme, en agissant sur la production, la sécrétion, le transport, le métabolisme, la liaison, l'action ou l'élimination des hormones naturelles et en altérant ainsi l'équilibre hormonal, avec un effet potentiellement délétère au niveau cellulaire.

C'est le moment de l'exposition qui fait le poison

Ces perturbateurs endocriniens, qui donc perturberaient le système hormonal, ont aussi fait voler en éclats le paradigme de Paracelse selon lequel c'est la dose qui fait le poison. Et aussi en matière de cancer, la notion que le risque augmente forcément avec le niveau d'exposition à la substance toxique. Ce ne serait plus totalement vrai dans le cas précis de ces perturbateurs.

L'exposition à de très faibles doses pourrait alors produire des effets plus importants ou différents qu'à des doses plus élevées. Si ce n'est plus la dose qui fait le poison, cela devient en revanche le moment de l'exposition, en particulier pendant la vie intra-utérine, la petite enfance et la puberté, qui pourrait influencer le niveau du risque. Le rôle de plusieurs de ces substances est à ce jour suspecté dans l'apparition de cancers hormonaux-dépendants (cancer du sein, de l'utérus, de la prostate et des testicules). Mais pour l'heure, leur impact sur le développement des cancers reste complexe à décrypter, débattu, en raison notamment de la multiplicité des substances concernées et des difficultés d'évaluer précisément l'exposition et d'établir un lien avec les maladies. Il existe une multiplicité de molécules perturbatrices endocriniennes et les effets biologiques de ces substances peuvent potentiellement interagir entre eux. Une même substance peut aussi avoir des effets multiples voire interdépendants. On en connaît cependant quelques mécanismes d'action. Certains produits peuvent modifier la production naturelle de nos hormones naturelles (œstrogènes, testostérone) en interférant avec leurs mécanismes de synthèse, de transport, ou d'excrétion ; ou mimer l'action de ces hormones, en se substituant à elles dans les mécanismes biologiques qu'elles contrôlent ; ou encore empêcher l'action de ces hormones, en se fixant sur les récepteurs avec lesquels elles interagissent habituellement.

En découle un certain nombre de conséquences potentielles pour l'organisme, propres à chaque perturbateur endocrinien : altération des fonctions de reproduction, malformations des organes reproducteurs, développement de tumeurs au niveau des tissus producteurs ou cibles des hormones (thyroïde, sein, testicules, prostate, utérus...), perturbation du fonctionnement de la thyroïde, du développement du système nerveux, modification du sex-ratio...

Il y a à peine deux décennies, pas grand monde, y compris dans l'univers scientifique, ne connaissait cette notion de perturbateurs endocriniens. Aujourd'hui d'ailleurs, seules quelques centaines d'experts, très investis dans le domaine des liens entre santé et environnement, en mesurent vraiment bien l'étendue. La population se questionne de plus en plus sur ces substances, et a du mal à mesurer le champ qu'elles recouvrent et les enjeux qu'elles soulèvent. De nombreux questionnements entourent encore cette nouvelle problématique mondiale. Car les perturbateurs endocriniens sont partout dans notre environnement moderne[68] — nous y reviendrons. Nous avons surtout à leur sujet quelques certitudes et un océan de questions. Ils sont suspectés d'augmenter le risque d'obésité et de cancers hormonodépendants, notamment lors de certaines expositions. C'est à ce titre, que cet ouvrage doit s'y attarder.

Une substance extérieure à l'organisme capable de perturber le système hormonal

Selon l'Organisation mondiale de la santé (OMS), un perturbateur endocrinien est une substance étrangère à l'organisme, venant de l'extérieur et capable de perturber le système endocrinien[69]. Cette substance peut entraîner des effets toxiques en interférant avec le système hormonal d'un individu. La définition à l'heure actuelle est encore prudente et doit inclure l'idée que les risques liés à ces substances sont présumés suspectés. Dans la plupart des cas, il est démontré qu'elles perturbent le système endocrinien. Pour les chercheurs, un formidable défi est lancé pour apporter la preuve scientifique de l'existence ou non de ce lien, afin que soient prises les décisions adéquates en termes de santé publique.

68 Schlissinger P., Vasselle A., 2017. Rapport d'information du Sénat sur les perturbateurs endocriniens dans les produits phytopharmaceutiques et les biocides.
69 OMS, 2012. State of the Science of endocrine disrupting chemicals.

Des alligators à micropénis qui posent question

L'histoire des perturbateurs endocriniens commence aux États-Unis au début des années 1970. Au départ, Louis Guillette, un zoologiste de l'université de Floride a pour mission, avec son équipe de chercheurs, de s'intéresser aux différents types d'alligators qui peuplent les lacs de cet État. Ils découvrent alors que certaines espèces vivant dans le lac Apopka se reproduisent beaucoup moins que leurs congénères vivant dans des lacs voisins, dans des conditions similaires. Ils s'aperçoivent que nombre d'alligators mâles dans ce lac ont des micropénis, ou présentent d'autres malformations génitales. Les analyses mettent en évidence chez eux des taux particulièrement bas d'hormones mâles. Il a fallu tout l'acharnement de l'équipe de Guillette pour comprendre finalement que la seule chose qui distingue ce lac de ceux environnants, c'est le taux important de contamination de l'eau par des pesticides organochlorés (des substances proches du tristement fameux DDT). Les alligators qui séjournaient dans le lac Apopka avaient en particulier des taux sanguins de substances proches du DDT 10 à 20 fois supérieurs aux alligators des lacs voisins. Quant à leurs œufs, ils en contenaient 100 fois plus ! Ce sont des expérimentations animales, en particulier l'exposition d'œufs d'alligators au DDT, qui ont permis de reproduire ces malformations génitales et de confirmer que les pesticides en étaient bien la cause dans le lac Apopka[70].

À la même époque, des observations inédites dans le monde animal se multiplient. Des malformations des organes génitaux, des troubles de la reproduction sont

70 Caro D., avec Slama R., 2017. *Les Perturbateurs endocriniens : Comment affectent-ils notre santé au quotidien ?* Quæ, Versailles, 238 p.

constatés au sein de différentes espèces (phoques, panthères...). Au cours des 20 années suivantes, les scientifiques amassent une somme incroyable de découvertes troublantes, notamment l'apparition inédite de troubles des fonctions génitales dans la faune de plusieurs régions du monde. Ils analysent lentement ces observations, sans en comprendre le sens, et finissent par envisager un changement dans l'environnement de ces animaux, changement qui influerait sur le taux hormonal, en particulier au cours de la gestation, et expliquerait une telle évolution. Le mot « perturbateurs endocriniens » n'est pas encore inventé, mais le concept se précise peu à peu.

En 1990, une réunion d'une vingtaine de scientifiques, à Wingspread dans le Winsconsin (États-Unis), fait la synthèse de tous ces travaux et examine en profondeur ces phénomènes de perturbations hormonales dans la faune et la flore. C'est sans doute parce que ce groupe était vraiment interdisciplinaire (zoologistes, spécialistes de la reproduction, écologistes...) qu'il a pu analyser les multiples facettes de ce phénomène étrange, et développer un nouveau concept : des substances chimiques imprégnant l'environnement sont capables de provoquer des perturbations hormonales potentiellement graves, en mimant ou en s'opposant aux effets des hormones naturelles, chez l'homme et l'animal.

Theo Colborn, une chercheuse spécialiste de l'environnement propose, lors de cette réunion, le terme anglais d'« *endocrine disruptors* » pour qualifier ces substances, qui deviendront des « perturbateurs endocriniens » en français. Depuis, de part et d'autre de l'Atlantique, les réunions scientifiques se succèdent pour tenter de comprendre l'impact, en particulier chez l'être humain, de ce phénomène. Ces substances font l'objet de nombreux travaux scientifiques, avec des conclusions souvent complexes et difficiles à interpréter. Nous ne sommes, répétons-le, qu'au balbutiement des travaux de recherches dans ce domaine.

Le distilbène, un cas d'école pour l'étude des perturbateurs endocriniens chez l'homme

Rétrospectivement, le distilbène, un médicament utilisé jusqu'en 1977 en France, pourrait être qualifié de plus ancien perturbateur endocrinien identifié chez l'homme. Son histoire est emblématique. Elle commence en 1970, lorsqu'un gynécologue américain, Arthur L. Herbst publie une première étude mettant en évidence une augmentation d'une forme rare de cancers du vagin et de la vulve chez des jeunes femmes. Il découvre ensuite que toutes les jeunes patientes — absolument toutes — ont un point commun : leurs mères pendant la grossesse ont été traitées avec un médicament, le distilbène. Outre le fait que cette molécule, un œstrogène de synthèse, prescrite pour prévenir les fausses-couches ne les empêchait absolument pas, il est apparu qu'elle provoquait des complications graves, non pas sur la femme qui la prenait, mais sur sa descendance, avec un risque accru pour les filles à naître de malformations génitales, de cancers génitaux, de cancer du sein, de ménopause précoce… mais aussi chez les garçons dans une moindre mesure[71]. Quant aux mères, elles voyaient elles-mêmes leur risque de développer un cancer du sein augmenter de 29 %. On découvrait ainsi que l'exposition pendant la gestation d'un fœtus à une substance œstrogénique pouvait être à l'origine de cancers génitaux, 30 ou 40 ans plus tard, à l'âge adulte. Il apparaît

71 Herbst A.L. *et al.*, 1970. Primary carcinoma of vagina: An analysis of 68 cases. *Am J Obstet Gynecol.*, 106 (2), 210-218.

donc clairement qu'en ce qui concerne le distilbène, ce n'est pas la dose qui importe en termes de risque, mais le moment de l'exposition, pendant la vie fœtale.

Cette affaire illustre en partie la complexité du travail sur les perturbateurs endocriniens : comment mettre en évidence un possible effet des perturbateurs endocriniens sur la descendance devenue adulte, d'une femme qui aurait été exposée à plusieurs de ces produits pendant la période où elle était encore en gestation, 30 ou 40 ans plus tôt ?

Des perturbateurs endocriniens partout autour de nous

Nous sommes tous exposés aux perturbateurs endocriniens dans notre vie quotidienne. Difficile d'y échapper : qu'ils soient d'origine naturelle (hormones et phytoœstrogènes) ou industrielle (le plus souvent), ils sont omniprésents dans notre environnement. Les sources d'exposition de la population générale sont principalement l'eau et l'alimentation, mais aussi l'air et certains produits industriels (médicaments, cosmétiques, produits phytopharmaceutiques...). Il s'agit souvent de produits chimiques au nom complexe, dont on n'entend quasiment jamais parler dans la vie quotidienne, donc en général inconnus du grand public. Ils font parfois partis de nos menus quotidiens (par exemple le soja), mais sont présents aussi dans les produits d'hygiène et de beauté, les jouets, les meubles, les produits d'entretien, le téflon des poêles à frire...

Des règlementations récentes imposent des tests aux producteurs de produits chimiques, pour évaluer les différents niveaux de risque (et notamment l'effet hormonal) avant toute mise sur le marché. Pour démontrer qu'un produit est perturbateur endocrinien, ses effets doivent être testés expérimentalement sur des modèles animaux. Il existe aujourd'hui des tests qui permettent d'évaluer sur culture de cellules ces effets. Ils sont notamment souvent évalués sur des cellules mammaires. Il s'agit alors de vérifier s'ils provoquent les transformations cellulaires que l'on attendrait de substances ayant des effets œstrogéniques. Leur impact sur la taille de l'utérus est un autre critère utilisé sur divers modèles expérimentaux : si le volume de l'utérus augmente sous l'effet d'un produit chimique, c'est aussi que ce produit exerce un effet œstrogénique. À l'inverse, si son volume diminue, on en déduit un effet anti-œstrogénique. S'il reste stable, le produit n'est alors pas classé dans les perturbateurs endocriniens de type œstrogénique. Sont évalués également les effets androgéniques (les androgènes sont des hormones mâles) ou antiandrogéniques…

Grâce à ces tests, désormais obligatoires pour tous les nouveaux produits chimiques qui arrivent sur le marché, de très nombreuses substances à effet perturbateur endocrinien ont été identifiées au sein d'objets d'usage courant.

Le cas du bisphénol A est emblématique

Déjà reconnu pour ses effets sur la fertilité (reprotoxique), le bisphénol A est emblématique du débat sur les perturbateurs endocriniens. Ce produit, utilisé dans la fabrication de plastiques et de résines, est le constituant de base du polycarbonate, un polymère de plastique dur, transparent. Servant à rendre les plastiques rigides, il est employé pour fabriquer des récipients alimentaires tels que des bouteilles, de la vaisselle jetable, mais aussi dans certains vernis en résines époxydes comme revêtement à l'intérieur des canettes de sodas ou de bière, des boîtes de conserve... Le bisphénol A a été longtemps une matière de base pour fabriquer des biberons, jusqu'au jour où l'on a compris qu'il s'agissait d'un perturbateur endocrinien capable d'interagir avec le système hormonal immature des bébés.

Dans certaines conditions de chauffage, le bisphénol A peut en effet migrer du contenant vers le contenu, et dans le cas des biberons, il peut contaminer le lait des bébés. Pour cette raison, il a été interdit dans les biberons depuis 2013 dans tous les États de l'Union européenne. Il est également prohibé depuis 2015 en France, dans tous les récipients destinés à recevoir des produits alimentaires. Malgré tout, certains scientifiques contestent son effet toxique chez l'homme. Car s'il est clairement démontré qu'il a un effet perturbateur endocrinien, ses effets chez l'homme, lors d'une exposition *in utero* ou dans la petite enfance, restent méconnus. Ce n'est qu'à long terme, qu'il sera possible de les évaluer[72].

Autres perturbateurs endocriniens, les phtalates, présents dans les plastiques mous, se retrouvent dans les tubulures de perfusion, dans différents autres matériels souples contenant du plastique. On les retrouve aussi dans les jouets d'enfants. Il faut aussi mentionner les parabènes utilisés dans la composition des produits de beauté en particulier, pour leurs effets conservateurs, dans toutes sortes de savons, gels douche, dentifrices, déodorants, crèmes pour le visage…

Beaucoup de pesticides ou d'herbicides auraient par ailleurs des effets délétères sur le système endocrinien, comme l'atrazine, le lindane ou le malathion (présents aussi dans les produits antipoux), le DDT et ses dérivés dont nous avons déjà parlé, ou encore un herbicide

72 Anses, 2013, www.cancer-environnement.fr/231-Bisphenol-A.ce.aspx (consulté le 12/09/2018).

comme le glyphosate. Certains détergents aussi sont des perturbateurs endocriniens.

On le voit, il est difficile de donner une liste complète des produits concernés. On peut ajouter, cependant, les composés perfluorés, qui servent de revêtement sur par exemple certaines poêles, pour éviter que les aliments ne collent, et qui ont des effets de perturbateurs endocriniens. On peut aussi citer les retardateurs de flammes présents dans les ordinateurs pour les empêcher de prendre feu… Les perturbateurs endocriniens s'immiscent dans nos produits de consommation courants, sans que nous en ayons systématiquement conscience, leur présence étant souvent peu explicitée dans les notices d'utilisation. Les seules questions qui se posent vraiment sont : quels risques pour la santé ? Et s'ils existent, peut-on y échapper ?

Qu'est-ce que je risque si je suis exposé(e) aux perturbateurs endocriniens ?

Les résultats des études menées à ce sujet sont parfois contradictoires. Ces substances sont mises en cause dans l'augmentation du risque de cancer, en particulier celui du sein chez la femme et de la prostate chez l'homme, dans des maladies neurodégénératives (en particulier la maladie de Parkinson), dans des maladies du métabolisme, et notamment le diabète et maladies liées aux conséquences de cette « épidémie d'obésité » qui sévit dans nos sociétés industrialisées ; et également dans les malformations génitales et les troubles du développement neurocognitif chez l'enfant. Ils sont accusés aussi de provoquer des allergies, de perturber la fertilité masculine…

Si l'effet hormonal des perturbateurs endocriniens est vraiment démontré de manière incontestable, comment prouver chez l'homme que ces produits chimiques provoquent ces maladies dont on les incrimine, notamment les cancers qui sont l'objet de ce livre ? Le problème est complexe : malgré les multiples enquêtes épidémiologiques qui ont été réalisées ces dernières années, et qui sont toujours en cours pour certaines, le recul est insuffisant et l'exposition individuelle d'une personne pendant sa période de gestation, sa petite enfance ou lors de la puberté est difficile à connaître.

Par exemple, pour mettre en évidence un lien entre diabète et perturbateurs endocriniens, il faut d'abord disposer d'une grande cohorte de population définie. Elle doit bénéficier de dosages de perturbateurs endocriniens comme les phtalates ou le bisphénol dans le sang et en même temps, des mesures de glycémie (taux de sucre dans le sang) doivent être régulièrement effectuées. Ensuite les chercheurs en surveillant cette cohorte pendant des années doivent rechercher des corrélations entre le fait d'être diabétique et d'avoir eu à un moment ou à un autre un taux élevé de phtalates ou de bisphénol A dans le sang. Mais, la demi-vie du bisphénol, temps au bout duquel il perd la moitié de son activité, c'est 24 heures. Or, le diabète se développe sur plusieurs années. Comment faire le lien entre une exposition passée, difficile à mesurer et une maladie comme le diabète par exemple, dont on sait qu'elle est multifactorielle ?

En réalité, pour que les résultats de ces études soient incontestables scientifiquement, il faudrait suivre l'état de santé de cohortes de populations pendant 10 voire 20 ans et doser régulièrement les taux de certains perturbateurs endocriniens dans le sang. Il faudrait ensuite rechercher une corrélation statistique solide, entre l'exposition à ces perturbateurs endocriniens et l'apparition de maladies, de cancers en particulier. Mais compte tenu des sources d'exposition multiples, la caractérisation de l'exposition d'un individu reste très difficile aujourd'hui.

Les enseignements des expérimentations

L'exposition à un œstrogène (naturel ou de synthèse) avant la naissance de rats ou de souris augmente le nombre de bourgeons mammaires et la prolifération des canaux glandulaires au sein de la glande mammaire. Chez l'animal exposé expérimentalement pendant la période fœtale au bisphénol A, un remaniement du tissu mammaire a été observé à la naissance, une phase qui pourrait faire le lit du cancer du sein. Mais il n'a pas été observé plus de cancer à l'âge adulte.

En revanche, si au moment de la puberté ou de l'âge adulte, ces animaux sont mis en contact avec une autre substance favorisant le cancer du sein, ils développeront des cancers mammaires. L'exposition précoce aux perturbateurs endocriniens pourrait rendre la glande mammaire plus sensible aux effets des œstrogènes naturels secrétés après la puberté. On peut donc supposer que l'exposition de l'animal au bisphénol A augmenterait quand même le risque de cancer, ou tout au moins pourrait exercer un effet facilitateur.

Pour l'instant, il n'y a pas d'arguments pour dire que le bisphénol A possède un effet similaire chez la femme. Mais pas d'argument non plus pour dire qu'il n'a aucun effet sur le risque de cancer du sein ! Cela dit, l'exposition de primates à cette substance aurait le même impact que chez les rongeurs. Et les mêmes effets ont été observés avec d'autres perturbateurs endocriniens.

Les cohortes de population : l'exposition en actes

Il existe en France une cohorte mère-enfant, dite Elfe, qui se propose de faire un tel suivi. Ainsi, un groupe de femmes enceintes suivies dans cette cohorte ont bénéficié pendant leur grossesse d'analyses dans le sang et les urines de perturbateurs endocriniens de manière à les mettre en perspective avec les éventuelles pathologies survenant chez la descendance devenue enfant, adolescent, jeune adulte. Les chercheurs vérifieront ainsi s'il existe des corrélations entre l'imprégnation maternelle aux perturbateurs endocriniens et l'apparition de maladie. Bref, il s'agit de voir si les descendants des mères qui ont été plus massivement exposées que d'autres à ces perturbateurs ont plus de risques de cancer par exemple. La cohorte Elfe consiste précisément en un suivi dans le temps de près de 18 000 enfants nés en 2011, avec l'accord de leurs parents. Des entretiens par questionnaires et des prélèvements sont réalisés aux différents âges de l'enfant : des données ont ainsi été recueillies chez la femme enceinte et chez le nouveau-né à la naissance, puis lorsque l'enfant a eu 2 mois, 1 an, 2 ans, 3 ans et demi, etc. Les premiers résultats ne sont pas attendus avant une dizaine d'années. Ils permettront de savoir si se vérifient les arguments théoriques qui tendent à prouver l'effet toxique pour l'homme des perturbateurs endocriniens et notamment l'augmentation du risque de cancer.

Les pistes de la catastrophe de Seveso

La catastrophe industrielle de Seveso, ayant abouti à la contamination massive de l'environnement par la dioxine (un perturbateur endocrinien), offre quelques éléments de réponse à la question. En 1979, suite à un accident industriel en Italie, à Seveso donc, un nuage de dioxine s'est abattu sur la ville. Aucune anomalie pour les populations vivant dans cette ville n'a été observée à court terme. Mais les données épidémiologiques à plus long terme ont permis de découvrir que le risque de cancer du sein avait un peu augmenté chez les femmes vivant là. Au final, après un suivi à long terme de près de 40 ans, il s'avère que les petites filles âgées de 8 ou 9 ans au moment de la catastrophe ont présenté un risque accru de cancer du sein ultérieurement dans leur vie. En revanche, celles qui avaient 20 ans à ce moment-là n'ont pas manifesté d'augmentation du risque. Cet accident confirme la toxicité des dioxines à certains moments de la vie. Les effets potentiellement cancérogènes seraient donc liés à une exposition lors d'une période de fragilité du développement de l'organisme. Néanmoins, les expositions massives comme celles de l'accident de Seveso ne sont pas totalement comparables à des expositions répétées à plus faibles doses à des cocktails de produits ayant même parfois des effets opposés. Cela explique en particulier pourquoi en matière de liens entre cancers et perturbateurs endocriniens, il est plus aisé à ce stade d'avoir des suspicions que des certitudes. Des enquêtes épidémiologiques ont été par exemple menées chez des femmes travaillant dans des

Et chez les hommes ?

Les mécanismes en cause à l'origine du cancer de la prostate chez l'homme restent mal connus. On sait que les androgènes en particulier jouent un rôle dans le développement de cette tumeur. Ainsi, ils favoriseraient la transformation des cellules épithéliales de la prostate en cellules cancéreuses. Chez le rongeur, les androgènes ne suffisent pas à initier un cancer de la prostate, sauf si l'animal a été exposé antérieurement à un autre cancérogène. Chez les agriculteurs, une association entre l'augmentation de cancer de la prostate et l'exposition à des pesticides organochlorés a été mise en évidence. En particulier en Guadeloupe, où la population a été exposée au chlordécone (un pesticide perturbateur endocrinien) dans les plantations de bananiers. Mais toute la difficulté réside dans le fait d'incriminer un produit, alors qu'une large gamme de pesticides et d'herbicides est utilisée.

usines de textiles ou de plastiques, exposées au PCB (polychlorobiphényle). Une étude a mis en évidence un risque de cancer du sein. Les autres n'ont pas retrouvé de lien. Le PCB est d'ailleurs classé cancérogène pour l'homme avec des indications données pour le cancer du sein. De même pour les solvants : trois enquêtes ont été menées auprès de femmes travaillant dans des pressings. Deux d'entre elles concluent à l'absence de risque, la troisième aboutit à une conclusion opposée…

Comment se protéger des perturbateurs endocriniens ?

Dans la mesure où ces substances sont omniprésentes dans notre environnement, il est difficile de leur échapper uniquement par des mesures de prévention individuelles. Mais quelques conseils, le plus souvent de bon sens, sont utiles pour les éviter ou réduire son exposition. Des gestes simples permettent en effet de se prémunir contre certains perturbateurs endocriniens, et prendre autant que possible certaines précautions. En particulier, les femmes enceintes et les jeunes enfants étant les plus vulnérables à leurs effets, ce sont eux qu'il faut protéger en priorité.

Parmi les conseils qu'on peut donner, identifiez les emballages alimentaires et produits qui ne contiennent pas de phtalates et de composés perfluorés, pour éliminer autant que possible ceux qui en contiennent, et modifiez vos habitudes d'achat et de consommation. Il est préférable de choisir des contenants en verre, en acier inoxydable ou en céramique, pour conserver les aliments et pour les réchauffer, plutôt que de la vaisselle en plastique. Il est recommandé de jeter les poêles ou casseroles avec un revêtement antiadhésif dès que celui-ci est abîmé car il peut contenir des composés perfluorés, et choisir des poêles et casseroles en céramique ou en fonte.

Bon nombre de produits de beauté contiennent des substances préoccupantes, comme les parabènes, le triclosan, le formaldéhyde… Il est possible d'en faire un usage modéré, d'utiliser du savon de Marseille pour la toilette, choisir des produits cosmétiques bio… Les produits ménagers contiennent aussi toutes sortes d'additifs. Le bon sens serait de les utiliser avec modération, d'utiliser plus de produits écologiques, savon noir, vinaigre blanc, bicarbonate de soude, écolabellisés, tout aussi efficaces pour faire le ménage.

Beaucoup d'objets qui nous entourent renferment des produits dits retardateurs de flamme ; ce sont des composés chimiques commercialisés sous forme de mélanges et utilisés dans de nombreux matériaux pour prévenir la formation de flammes lorsqu'ils entrent en contact avec la chaleur. Les plus courants sont les retardateurs de flamme bromés, suspectés d'être des perturbateurs endocriniens. Les meubles neufs susceptibles d'en contenir doivent être longuement aérés avant d'être utilisés. Les équipements électroniques en contiennent aussi : ordinateurs, téléviseurs… La chaleur favorisant la libération de ces composants volatils, il est important d'éteindre ces appareils la nuit.

Pour le bricolage et le jardinage enfin, il est impératif de bien se protéger des émanations toxiques et de respecter les modes d'utilisation...

9

MAUVAISES ONDES ?

De très nombreux facteurs ont été incriminés comme pouvant favoriser le cancer, sans preuve réelle. Au point que bon nombre de personnes estiment par exemple que les édulcorants, les déodorants, le stress, le téléphone portable, les antennes-relais… sont responsables des cancers. Mais les articles et informations sur Internet et les réseaux sociaux nous inondent de messages contradictoires sur ces facteurs environnementaux en lien présumé avec l'augmentation des risques de cancer. Certaines informations infondées peuvent conduire à des inquiétudes inutiles, brouiller les messages de prévention des cancers, et même entraver nos décisions en matière de santé, pour soi-même ou notre famille.

Les sujets ne manquent pas et les débats sont salutaires. En effet, si les controverses peuvent être utiles dans le monde de la recherche, il est parfois difficile pour tout un chacun de distinguer, pour un facteur donné, une absence réelle de risque, une absence de connaissances concernant ce facteur, ou encore une suspicion qui nécessite de plus amples études. Ce chapitre aborde certains de ces facteurs et analyse l'information scientifique la plus récente sur les risques liés au téléphone portable, aux antennes-relais ou encore le lien entre stress et cancer.

LE CANCER AU BOUT DU MOBILE ?

Le téléphone portable et les antennes-relais ont transformé radicalement notre vie. Objet inconnu il y a 30 ans, le mobile est désormais au centre de notre existence, en particulier pour les plus jeunes. Outil de connexion mondial, il nous permet notamment d'être en relation les uns avec les autres, *via* de multiples réseaux. Mais il a aussi acquis des fonctions qui dépassent largement la simple communication entre personnes. Il est aujourd'hui omniprésent dans notre vie quotidienne, qu'il s'agisse de s'informer, d'acheter, de jouer, de prendre des photos et des vidéos, de partager des contenus et de faire des rencontres…

Tous les Français ou presque ont un téléphone portable dans leur poche, dans leur sac. Certains en usent ou en abusent toute la journée. Avec cependant des évolutions : les plus jeunes s'en servent le plus souvent non pas pour parler, mais pour s'écrire, s'envoyer des photos, faire des jeux, communiquer sur les réseaux sociaux… Si l'engouement pour le portable n'a jamais été démenti, très vite s'est posée la question de ses éventuels risques pour la santé. Plusieurs grandes enquêtes épidémiologiques ont été lancées, avec globalement des résultats plutôt rassurants. La plupart des experts estiment que l'on est très loin d'avoir démontré un risque pour la santé, notamment le cancer. Mais il est très compliqué de démontrer qu'un risque n'existe pas. Le cancer étant une maladie qui se développe sur plusieurs décennies, le recul reste insuffisant pour savoir si, dans 10 à 30 ans, des risques non observés actuellement apparaîtront.

Pas de risque, selon la plus grande étude sur ce sujet

En 2011, le *British Medical Journal* publie une vaste enquête danoise portant sur plus de 300 000 personnes et estimant que le téléphone portable n'augmente pas le cancer du système nerveux central. Ces conclusions sont cependant en contradiction avec la position du CIRC, qui a évalué quelques mois auparavant les radiofréquences (champs induits principalement par les téléphones portables et les antennes-relais) comme peut-être cancérogènes pour l'homme pour le risque de gliome, un type de cancer du cerveau.

Cette étude présente la particularité d'avoir été menée selon une méthodologie originale. Au Danemark, dès la naissance, chaque individu se voit attribuer un numéro d'identification personnel utilisé sur tous les registres, permettant de rendre anonyme une série d'informations. Ainsi, les chercheurs danois ont pu, sur une période donnée, recouper en partie le fichier des personnes atteintes de cancer du cerveau avec celui des abonnés au téléphone portable et celui de ceux qui n'ont pas de mobile.

Ce travail, mené par l'équipe de Patrizia Frei (Société danoise du cancer), a prolongé jusqu'en 2007 une enquête antérieure qui s'était arrêtée en 2002 et qui avait déjà mis en évidence une absence de risque de cancer du système nerveux central lié à l'usage du mobile. Les nouvelles données offrent un échantillon beaucoup plus large d'utilisateurs. Sur les 358 403 personnes inclues dans l'enquête de 1990 à 2007, on a dénombré 10 729 cas de tumeurs du système nerveux central — 5 111 chez des hommes et 5 618 chez des femmes — mais à peu près autant chez les abonnés que chez les non-abonnés. Plus précisément, le nombre de gliomes et de méningiomes (les principales tumeurs du cerveau) était similaire chez les abonnés et chez les autres, avec des variations « non significatives ». Les risques liés à de très longues durées d'utilisation restent inconnus[73].

Interphone, une étude qui a semé le doute

Mais revenons à la position du CIRC. Quelques mois auparavant, en 2010, la publication d'une étude dans l'*International Journal of Epidemiology* intitulée Interphone, aux conclusions ambiguës, avait conduit l'institution à classer, comme nous l'avons dit précédemment, les radiofréquences comme peut-être cancérogènes pour l'homme pour le risque de gliome. Cette étude, dont les résultats avaient longuement été débattus entre experts avant d'être rendus publics, avait en effet suggéré qu'un risque accru de gliome pouvait être peut-être lié à l'usage du téléphone portable pour les utilisations importantes. Par conséquent, même si globalement elle concluait de manière rassurante à l'absence de risque accru de cancer pour les utilisateurs de portables, elle ne mettait pas un point final au débat[74].

Lancée par le CIRC, en 2000 dans 13 pays (Allemagne, Australie, Canada, Danemark, Finlande, France, Israël, Italie, Japon, Norvège, Nouvelle-Zélande, Royaume-Uni, Suède), cette enquête, reposant sur la méthodologie dite cas-témoins, visait à rechercher une éventuelle relation entre l'usage du mobile et les tumeurs, du cerveau (gliome, méningiome), du nerf acoustique (neurinome de l'acoustique) et de la glande parotide (salivaire). En pratique,

73 Frei P. *et al.*, 2011. Use of mobile phones and risk of brain tumours: Update of Danish cohort study. *BMJ*, 343, d6387.

74 Interphone Study Group, 2010. Brain tumour risk in relation to mobile telephone use: Results of the Interphone international case-control study. *Int J Epidemiol*, 39 (3), 675-694.

il s'agissait dans cette étude d'interroger des malades atteints de ces cancers sur leur temps passé le portable à l'oreille et de comparer leurs réponses avec celles de témoins en bonne santé. L'enquête avait porté sur 2 708 personnes souffrant de gliome et 2 409 souffrant de méningiome, 1 100 atteintes de neurinomes de l'acoustique et 400 personnes concernées par une tumeur de la glande parotide.

Globalement, Interphone faisait apparaître un risque de gliome de 40 % supérieur et un risque de méningiome de 15 % supérieur pour les personnes déclarant l'utilisation la plus importante de leur téléphone portable. Cependant, du fait des difficultés méthodologiques, les auteurs estimaient que ce risque relativement faible était loin d'être avéré. Les biais et les erreurs limitaient la force des conclusions et empêchaient d'établir un lien causal entre portable et cancer. En effet, les études épidémiologiques de type cas-témoins, visant à comparer les expositions de malades et de témoins, peuvent avoir un biais parfois difficile à maîtriser. En effet, les personnes malades ont tendance à vouloir se souvenir dans le détail de leur comportement passé (ici l'usage du portable) pour tenter de comprendre leur maladie. Les témoins eux ont beaucoup plus de distance. Autant de biais possibles de sélection des participants et de mémoire…

Par ailleurs, les résultats divergeaient selon les pays. Ainsi, le risque accru de gliome n'était pas observé partout. Les résultats en Israël faisaient apparaître une augmentation du risque pour les tumeurs de la glande parotide, que l'on ne retrouvait pas forcément dans d'autres pays… À l'époque, le directeur du CIRC, le Dr Christopher Wild, avait estimé que les données d'Interphone ne permettaient pas de mettre en évidence un risque accru de cancer cérébral. Mais le groupe de travail était dans une situation inconfortable et il a conclu que ces résultats ne pouvaient pas être pour autant repoussés d'un revers de la main. Et qu'un lien de causalité entre l'exposition aux téléphones portables et le gliome ne pouvait pas être écarté. La même conclusion a été tirée en ce qui concerne le neurinome de l'acoustique malgré un nombre de cas nettement inférieur par rapport au gliome. En ce qui concerne le méningiome, les tumeurs de la glande parotide, la leucémie, le lymphome et autres types de tumeurs, le groupe de travail a jugé les indications disponibles insuffisantes pour arriver à une conclusion. En se fondant sur ces indications limitées chez l'homme et des données également chez l'animal de laboratoire, le groupe de travail du CIRC a classé les expositions aux téléphones portables « peut-être cancérogènes pour l'homme ». Le CIRC notait en outre que des recherches complémentaires devaient être menées sur l'utilisation intensive à long terme du téléphone portable. L'absence de mesures individuelles des expositions et les difficultés méthodologiques des études disponibles plaident encore pour des conclusions prudentes. Aussi, les analyses de tendances chronologiques n'ont pas montré d'augmentation du taux de tumeurs du cerveau suite à l'augmentation de l'utilisation du téléphone portable.

Les conclusions du CIRC rejoignaient celles déjà émises par l'Anses[75] dans son rapport de 2009 et reconfirmées lors de la mise à jour de 2013. L'analyse critique des études antérieures, évaluant l'éventuel lien entre l'exposition au portable et les différents autres cancers, n'avait pas permis de conclure. Entre autres, les données issues de la recherche expérimentale disponibles n'indiquaient pas

---

75 Afsset, 2009. Évaluation des impacts sanitaires des systèmes d'identification par radiofréquences (RFID).

d'effets sanitaires à court terme ni à long terme de l'exposition aux ondes de radiofréquences. Celles-ci n'exerçaient ni effet perturbateur sur les grandes fonctions cellulaires, ni stress sur les cellules. Elles n'auraient pas non plus d'effet génotoxique à court ou à long terme, ou mutagène. Des interrogations demeuraient cependant pour les effets à long terme, même si aucun mécanisme biologique analysé ne plaidait actuellement en faveur de cette hypothèse. Ces conclusions auront été confirmées, quatre plus tard, lors de la mise à jour du rapport de l'Anses.

Des signes de dangerosité qui se font toujours attendre

Les téléphones portables et les antennes de téléphonie mobile ont connu un développement exponentiel en quelques années, à partir de la fin des années 1990, et cela partout dans le monde. Selon les experts, si un évènement sanitaire majeur était lié à l'explosion de cette technologie, des signaux épidémiologiques seraient sans doute apparus 20 ans plus tard. Pour l'instant, aucune augmentation d'un type de cancer en particulier n'a émergé depuis cette époque, qui pourrait être en lien avec ce phénomène de société majeur. Mais une fois de plus, la prudence s'impose. Dans le cas du mésothéliome, cancer de la plèvre lié à l'amiante, on sait aujourd'hui que la maladie peut apparaître 30 ou 40 ans après l'exposition.

De manière générale, les autorités, par principe de précaution, recommandent pour les adultes utilisateurs intensifs de téléphone mobile (en mode conversation), de recourir au kit mains libres et de façon plus générale, pour tous les utilisateurs, de privilégier l'acquisition de téléphones affichant les DAS les plus faibles (les indices de débit d'absorption spécifique, qui mesurent l'émission maximale de radiofréquence faite par un téléphone portable) et de réduire l'exposition des enfants en incitant à un usage modéré du téléphone mobile. Des campagnes de sensibilisation et d'information des publics ont été mises en place par le ministère de la Transition écologique et solidaire pour encourager l'adoption de comportements de bon sens dans l'usage du téléphone portable ; ceux-ci devraient être plus largement relayés sur l'ensemble du territoire.

ET LES ANTENNES-RELAIS ?

Parlons justement de cette autre dimension de la téléphonie mobile que sont les antennes-relais. Une antenne-relais est un émetteur-récepteur de signaux radioélectriques pour les communications mobiles qui convertit des signaux électriques en ondes électromagnétiques et réciproquement. Il y aurait dans notre pays près de 70 000 antennes-relais réparties sur tout le territoire. L'exposition aux radiofréquences des antennes-relais augmente-t-elle les risques de cancer ? Si cette question est légitime, elle donne lieu à des débats houleux.

La polémique a enflé au début des années 2000. Elle a atteint son apogée mi-2008 avec la condamnation judiciaire de Bouygues Télécom, l'obligeant à retirer une antenne-relais située à proximité d'habitations à Tassin-la-Demi-Lune, dans le Rhône, au motif de « l'angoisse ressentie » par les familles avoisinantes. Après cette décision juridique, une expertise scientifique approfondie a été lancée sous la houlette de l'Afsset (l'Agence française de sécurité sanitaire de l'environnement et du travail, aujourd'hui Anses), expertise rendue publique le 15 octobre 2009, puis mise à jour en 2013 et en 2016, sans changement majeur.

Les conclusions du groupe de travail sont plutôt rassurantes, même si elles recommandent de continuer à mener des recherches scientifiques sur ces sujets complexes qui concernent désormais toute la population. Cette expertise estime que les données issues des recherches expérimentales disponibles n'indiquent pas d'effet sanitaire à court ou long terme lié aux émissions d'ondes de radiofréquences. Les données épidémiologiques n'indiquent pas non plus d'effets à court terme de l'exposition aux radiofréquences. Des interrogations demeurent pour les effets à long terme et nécessitent des études approfondies avec des effectifs suffisants et des protocoles de qualité.

Les recherches scientifiques concernant les dangers des ondes de radiofréquence et, plus particulièrement, des antennes-relais et des téléphones portables, sont basées sur des travaux biologiques expérimentaux, en laboratoire, sur des recherches cliniques chez l'homme et l'animal, et enfin sur des enquêtes épidémiologiques. Pour ce qui est des effets biologiques et cliniques, le rapport soutient d'abord que « l'observation d'un effet biologique, *a fortiori* en conditions expérimentales, ne signifie pas forcément qu'il entraîne un dommage, et encore moins qu'il se traduise par un effet sur la santé ». Sur les 182 études réalisées chez l'animal, 82 mettent en évidence des effets biologiques des radiofréquences, mais seulement 11 % de ces travaux utilisent une méthodologie incontestable. En revanche, parmi les 100 études ne trouvant pas de risque, 69 % sont incontestables. Difficile cependant de s'y retrouver.

De manière plus globale, il ressort que sur le plan biologique et clinique, les radiofréquences supérieures à 400 MHz (c'est-à-dire celles émises par les antennes-relais et captées par les téléphones portables), ne modifient pas les grandes fonctions cellulaires telles que l'expression des gènes, ne sont pas un facteur de stress pour les cellules, n'ont pas d'effet mutagène, n'augmentent pas l'incidence des cancers, ne les aggravent pas, n'ont pas d'effet délétère sur le système nerveux, n'ont pas d'effet susceptible de modifier le système immunitaire, n'ont pas d'impact sur la reproduction...

Malgré ces constatations rassurantes, les antennes-relais continuent à effrayer la population, même si le temps passant, à ce jour, aucune preuve d'une augmentation du risque de cancer n'a été mise en évidence. Compte tenu de ces éléments, il n'apparaît pas fondé, sur une base sanitaire, de proposer de nouvelles valeurs limites d'exposition pour la population générale.

STRESS ET CANCER, TOUT RESTE À PROUVER

Le stress, les moments douloureux de l'existence, la perte d'êtres proches, le chômage, sont des évènements de la vie avancés par les personnes pour expliquer la cause de leur cancer. La science, elle, réfute que le stress ou tout autre situation douloureuse puisse être à l'origine de cette maladie, tout au moins de façon directe. Les personnes atteintes de cancer cherchent forcément une origine, une cause, à la maladie grave dont elles sont victimes. En désignant le stress comme coupable, la personne vise à donner du sens à cette épreuve, alors que le corps médical bien souvent n'est pas capable d'en comprendre l'origine, d'en trouver la cause.

Beaucoup de travaux, portant notamment sur le cancer du sein, se sont penchés sur le rôle du stress comme facteur déclenchant ou aggravant du cancer. Leurs résultats sont contradictoires et, dans l'ensemble, ils ne permettent pas d'établir de lien de causalité. L'une des difficultés est que la définition du stress est elle-même source de divergences.

Aussi, le cancer, nous l'avons vu, ne survient pas du jour au lendemain, mais est la conséquence d'un long processus, qui a pu commencer 10, 20, 30 ans, voire plus, avant son diagnostic. Il ne peut donc pas survenir de manière ponctuelle, en réponse à un épisode traumatisant ou stressant de l'existence.

En revanche, les évènements stressants de la vie peuvent induire des comportements à risque : alimentation défavorable à la santé, consommation excessive d'alcool, tabagisme important, qui peuvent eux augmenter le risque de cancer.

Par ailleurs, les mécanismes physiologiques associés au stress, comme l'augmentation de la sécrétion de catécholamines et de cortisol peuvent conduire, lorsque le stress est chronique, à une résistance à l'insuline et à favoriser l'obésité, un facteur établi de risque de cancer. Différents travaux ont fait l'hypothèse que le stress, physique ou psychique, pouvait contribuer à altérer le système immunitaire, lui-même impliqué dans la protection de l'organisme contre la transformation maligne et la croissance de cellules à l'origine des cancers. Cependant, les connaissances actuellement disponibles sont contradictoires et ne permettent pas d'établir de lien entre stress et augmentation de risque de cancer.

Sur tous ces sujets, les recherches sont loin d'être terminées, et de nouvelles données peuvent faire évoluer nos connaissances et compréhensions actuelles, dans un sens comme dans un autre.

Soyez acteur de votre santé : protégez-vous de certains risques de cancer

Si ce livre vous a convaincu qu'il est possible de réduire les risques de certains cancers, il aura déjà servi à quelque chose. Les informations contenues dans cet ouvrage reposent sur des données scientifiques produites par des chercheurs consciencieux et de haut niveau. Il ne s'agit ni d'un livre de morale, ni d'un document idéologique. Mais d'un travail destiné à faire connaître au plus grand nombre les facteurs de risque évitables de cancer, établis de manière dûment documentée. Dès lors, chacun à sa manière peut mettre à profit les conseils de prévention émaillant chacun des chapitres et résumés à la fin de ce livre.

Le risque de cancer évolue avec le mode de vie, les habitudes, les nouveaux comportements, montrant qu'il n'est pas gravé dans le marbre et qu'il nous est possible d'agir. Ainsi, la fréquence des cancers varie d'un pays à l'autre selon les us et coutumes (qui peuvent évoluer), mais aussi en fonction des facteurs génétiques sur lesquels nous n'avons pas d'impact. Au Japon, par exemple, longtemps le cancer de l'estomac a été un des plus fréquents, du fait d'une alimentation très riche en poissons salés (le sel étant un facteur de risque). En revanche, le risque de cancer du sein était bien plus faible pour les Japonaises que pour les Américaines : sans doute le très faible taux d'obésité au Japon, peut-être l'alimentation riche en soja, pauvre en graisses, expliquaient cette différence. Le cancer du sein tend cependant à augmenter en Asie, avec l'occidentalisation du mode de vie, l'obésité, les *fast-foods*, la consommation excessive de sucres et de graisses. Les pays d'Amérique du Sud payent eux un très lourd tribut au cancer du col de l'utérus, faute de dépistage, tout comme ceux d'Afrique subsaharienne... Les cancers liés à certains virus y sont aussi plus fréquents.

Le cancer n'est pas toujours une fatalité ou lié au hasard. Les hommes qui sont nombreux à avoir arrêté de fumer au cours des deux dernières décennies ont contribué ainsi à faire baisser le nombre de cancers du poumon en France. En revanche, l'augmentation de cette maladie chez la femme est la conséquence d'un tabagisme féminin qui n'a fait que croître au cours des 30-40 dernières années. Trop récente, la baisse désormais amorcée du tabagisme féminin ne s'est pas encore traduite par une réduction du nombre de cancers du poumon chez la femme. On notera également la diminution depuis 20 ans de la fréquence des cancers des voies aérodigestives supérieures chez les hommes, liée elle aussi à une baisse du tabagisme et des quantités d'alcool consommées même si beaucoup reste à faire en la matière. Les causes du nombre de plus en plus élevé de cancers du sein chez les femmes avant 50 ans doivent être explorées, même si des comportements, comme les grossesses tardives, l'absence d'allaitement, ou encore l'augmentation de la consommation d'alcool chez les jeunes femmes, ont pu être incriminés.

Le travail du CIRC a récemment confirmé qu'en France, une part importante des cancers (4 sur 10) serait évitée en réduisant au maximum l'exposition à certains éléments du mode de vie ou de l'environnement. Mieux comprendre ces facteurs de risque permet à chacun de prendre soin de soi. Les données montrent qu'éviter ou arrêter de fumer constitue la meilleure stratégie pour réduire le risque de cancer, ainsi que de diminuer sa consommation d'alcool, adopter une alimentation équilibrée et être vigilant par rapport à son poids.

Mais une fois que l'on a identifié un facteur de risque de cancer, rien n'a encore été fait en matière de prévention. Et en réalité, le plus difficile reste à faire. Bien que les institutions et publicitaires se soient évertués à imaginer des messages attractifs, les campagnes de prévention peinent à atteindre la population, en particulier les plus jeunes et les personnes les plus vulnérables.

En revanche, il faut croire au pouvoir du savoir, au transfert des connaissances, à l'information scientifique appropriée, à l'éducation et la promotion de la santé. Il a été démontré qu'une meilleure connaissance du risque de cancer est associée à l'adoption de comportements préventifs. Lorsque des travaux de recherche dûment documentés décrivent par le menu et chiffres à l'appui, comment, dans quelles conditions, au bout de combien de temps et dans quel contexte, le fait de fumer, boire… peut conduire au cancer, ces informations sont capables de marquer les esprits. Les slogans courts pourraient avoir moins d'impact qu'une information claire et précise, notamment pour les jeunes à l'école.

La recherche progresse, les recherches en prévention aussi. Mais sans doute faudrait-il investir plus de moyens, en particulier dans les interventions en milieu scolaire, à l'école primaire ou au collège. Le moment où les informations concernant la prévention doivent être délivrées est aussi important. Le Pr Émile Aaron, ancien doyen de la faculté de médecine de Tours, lors d'une séance consacrée à cette question à l'Académie de médecine, il y a trois décennies, m'avait éclairée, moi tout jeune médecin, fraîchement émoulue de la faculté, en déclarant que la prévention devait concerner les jeunes, avant l'adolescence, si l'on voulait qu'elle ait une chance d'avoir une influence. Dans le même ordre d'idées, David Kessler, ancien directeur de la Food and Drug Administration

(États-Unis), avait déclaré il y a quelques années : « L'addiction à la nicotine est d'abord une maladie pédiatrique. Demandez à un fumeur à quel âge il a commencé et vous entendrez une histoire d'enfant ! »

La balle est notamment dans le camp des autorités sanitaires et éducatives, pour réfléchir aux moyens les plus judicieux de faire comprendre aux jeunes générations que la lutte contre le tabac ou l'alcoolisation excessive notamment ne relève pas d'une quelconque prise de position morale, mais d'une culture de vie visant à favoriser le bien-être et l'épanouissement.

Mais la balle est aussi dans le camp de chacun d'entre nous. Nous vous avons révélé ici les clés vous permettant d'éviter certains cancers. À vous désormais de les utiliser dans votre vie quotidienne et de convaincre vos proches de s'en emparer aussi.

Quelques repères pour prendre soin de soi et prévenir les risques de cancer

Les facteurs de risque avérés	Les comportements à adopter pour se protéger contre les cancers
Tabac	Ne fumez pas. Ne consommez pas de tabac, sous quelque forme que ce soit. Ne fumez pas pendant la grossesse, ni en présence des enfants (ils sont encore plus sensibles au tabagisme passif que les adultes). Faites de votre domicile un environnement sans tabac. Soutenez des mesures d'interdiction de fumer sur votre lieu de travail.
Alcool	Limitez votre consommation de tout type d'alcool : le mieux, c'est rien du tout ! Toute consommation régulière d'alcool, même faible, est à risque : • ne consommez pas plus de 10 verres standard par semaine et pas plus de 2 verres standard par jour ; • ayez des jours dans la semaine sans consommation d'alcool. Évitez de boire lorsque vous êtes enceinte, que vous prévoyez de le devenir, ou que vous allaitez votre enfant.
Alimentation	Restez aussi mince que possible, tout en gardant un poids normal. Adoptez une alimentation saine : • consommez au moins cinq fruits et légumes par jour, soit 400 g ; • privilégiez les aliments complets, riches en fibres (riz, pâtes, céréales...) ; • limitez la consommation d'aliments très caloriques (très sucrés ou très gras) et évitez les boissons sucrées ; • alternez la consommation de viande rouge avec celle de volailles, poissons, œufs et légumineuses (sans dépasser 500 g de viande rouge par semaine) ; • limitez les charcuteries et les aliments riches en sel. Vous pouvez aider vos enfants à limiter leur risque de cancer à l'âge adulte en leur proposant une alimentation équilibrée et en surveillant leur prise de poids.
Activité physique limitée	Soyez physiquement actif(ve) dans votre vie quotidienne en pratiquant au moins 30 minutes d'activité d'intensité modérée à élevée, au moins 5 jours par semaine, pour vous maintenir en forme, diminuer le risque de plusieurs cancers et limiter la prise de poids. Encouragez les enfants à pratiquer au moins une heure d'activité physique par jour. Évitez de rester assis(e) trop longtemps. Limitez les activités sédentaires (télévision, ordinateur...).
Soleil / rayonnements UV	Évitez une exposition excessive au soleil, surtout chez les enfants. Adoptez les bons réflexes pour les activités en extérieur (de loisirs, sportive ou professionnelle) : l'intensité du soleil n'est pas liée à la sensation de chaleur. Les rayons peuvent être très forts même s'il y a des nuages, du vent ou de la neige : • évitez de vous exposer au soleil entre 11 h et 16 h ; • protégez-vous du soleil (vêtements, chapeau, lunettes) ; • utilisez une crème solaire haute protection anti-UVA et UVB. N'utilisez pas d'appareils de bronzage. Leur usage est interdit avant 18 ans. Surveillez votre peau. Le soleil nous est indispensable : s'y exposer de manière raisonnable favorise la production de la vitamine D.

Papillomavirus humain (HPV)	Faites participer vos filles aux programmes de vaccination contre l'HPV pour les protéger du cancer du col de l'utérus : • en France, la vaccination anti-HPV est recommandée pour toutes les filles de 11 à 14 ans ; • la vaccination est recommandée en rattrapage chez les jeunes filles de 15 à 19 ans non encore vaccinées.
Virus de l'hépatite B	Faites participer vos enfants aux programmes de vaccination contre l'hépatite B pour les protéger du cancer du foie : • cette vaccination est obligatoire pour tous les nourrissons depuis le 1er janvier 2018 ; • elle peut être réalisée jusqu'à 15 ans et plus pour les enfants non encore vaccinés.
Facteurs hormonaux et reproductifs	Si possible, allaitez votre (vos) enfant(s). Allaiter réduit votre risque de cancer et est bénéfique pour la santé du nourrisson. Les traitements hormonaux de la ménopause (THM) augmentent le risque de développer certains cancers. Limitez ces traitements. La prise prolongée d'une pilule contraceptive combinée augmente légèrement le risque de certains cancers et pourrait diminuer celui d'autres. Consultez votre médecin ou votre sage-femme pour vous aider à choisir la contraception qui vous conviendra le mieux.
Expositions professionnelles	Suivez les consignes de santé et de sécurité sur votre lieu de travail, pour vous protéger des substances cancérogènes.
Expositions environnementales	Favorisez une bonne ventilation du domicile pour réduire la pollution de l'air intérieur. Évitez les combustions en foyer ouvert et utilisez pour le chauffage des appareils ayant un rendement énergétique optimal. Limitez l'utilisation de votre voiture et assurez-vous de son bon entretien. Utilisez le vélo ou les transports en commun, en contribuant ainsi à réduire la pollution de l'air extérieur. Limitez l'utilisation de pesticides. Éliminez de manière appropriée les produits chimiques ménagers (pesticides, peintures, etc.) ou pharmaceutiques et réduisez les déchets.
Participez aux programmes de dépistage du cancer Le cancer du col de l'utérus avec le frottis, recommandé chez les femmes âgées de 25 à 65 ans tous les 3 ans, qu'elles soient vaccinées ou non. Le cancer du sein, avec la mammographie, recommandée pour les femmes de 50 à 74 ans tous les 2 ans. Le cancer colorectal, avec le test immunologique (pour détecter la présence de sang invisible dans les selles), recommandé pour les hommes et femmes de 50 à 74 ans tous les 2 ans.	

D'après Institut national du cancer, Réduire les risques de cancer, www.e-cancer.fr ; Santé publique France, Avis d'experts relatif à l'évolution du discours public en matière de consommation d'alcool en France organisé par Santé publique France et l'Institut national du cancer, https://www.santepubliquefrance.fr ; Code européen contre le cancer, 12 façons de réduire votre risque de cancer, https://cancer-code-europe.iarc.fr ; Portail cancer-environnement.fr, www.cancer-environnement.fr (sources consultées le 12/09/2018).

Ressources et contacts utiles

Portail d'information Cancer Environnement

Sur ce site Internet, le centre Léon-Bérard (Lyon, membre d'Unicancer) propose un contenu en ligne basé sur des données probantes pour améliorer l'accès à des informations fiables et à jour sur les risques de cancer liés à des facteurs environnementaux, professionnels ou nutritionnels. Il fournit ainsi des recommandations et ressources utiles pour agir en prévention. C'est actuellement le site Internet français, public et indépendant, de référence sur cette thématique.
www.cancer-environnement.fr

Unicancer

Unique réseau hospitalier français dédié à 100 % à la lutte contre le cancer. Il regroupe les 18 centres de lutte contre le cancer français (CLCC), des établissements de santé privés à but non lucratif, répartis sur 20 sites hospitaliers en France. C'est aussi le premier promoteur académique d'essais cliniques, en oncologie, à l'échelle européenne.
101 rue de Tolbiac
75654 Paris
01 44 23 04 04
www.unicancer.fr

Ligue nationale contre le cancer

12 rue Corvisart
75013 Paris
0 800 940 939
www.ligue-cancer.asso.fr

Les services de Cancer info

Cancer info est un service proposé par l'Institut national du cancer, en partenariat avec la Ligue nationale contre le cancer et un groupe d'associations.
Ligne téléphonique d'information et d'orientation 0 805 123 124 (service et appel gratuits).
Ouverte du lundi au vendredi de 9 h à 19 h et le samedi de 9 h à 14 h.
Guides d'information à la page www.e-cancer.fr/Patients-et-proches/Ressources-utiles/Numeros-et-sites-utiles/Les-services-de-Cancer-info

Institut national du cancer

52 avenue André Morizet
92513 Boulogne Billancourt Cedex
01 41 10 50 00
www.e-cancer.fr

Fondation Arc pour la recherche sur le cancer

9 rue Guy Mocquet
94800 Villejuif
https://www.fondation-arc.org

« Un parcours vers la prévention

Malgré la mobilisation de la société et des décideurs en sa faveur, la prévention des cancers reste encore largement le parent pauvre de la culture médicale. Néanmoins, au cours de mes années de pratique, j'ai pu en observer le développement, lent et progressif tout d'abord, à marche plus soutenue ces dernières années.

Attirée durant mes études de médecine à Düsseldorf, en Allemagne, par la dimension à la fois individuelle et sociétale du cancer, j'ai débuté mon activité clinique en cancérologie à Wuppertal, puis, à partir de 1992, au centre régional de lutte contre le cancer Léon-Bérard, à Lyon.

La recherche joue un rôle particulièrement prégnant en cancérologie pour améliorer la survie et la qualité de vie des personnes atteintes de la maladie, mais également pour mieux comprendre les causes des différents cancers et les façons de les prévenir. Devant un nombre toujours croissant de publications, fruit d'une recherche très féconde au cours des dernières décennies, l'intégration pertinente dans la pratique clinique de résultats permettant d'apporter un bénéfice réel pour les patients, était devenue un enjeu majeur. Devant ce constat, et sous la responsabilité du Pr Thierry Philip, directeur durant 20 ans du Centre Léon-Bérard, j'ai travaillé à partir de 1993 sur le développement de méthodes et outils visant à améliorer cette intégration des résultats de la recherche en pratique cancérologique.

J'ai ainsi contribué au développement dans la cancérologie française, de l'*Evidence Based Medecine* (EBM ou médecine fondée sur les meilleurs résultats de la recherche), un concept crée par des chercheurs de l'université McMaster, avec lesquels j'ai eu la chance de collaborer durant de nombreuses années. De 1996 à 2008, j'ai notamment dirigé le programme national « Standards, options et recommandations » (SOR) qui avait pour objectif premier l'élaboration de recommandations pour la pratique clinique selon le concept de l'EBM. Un outil important pour faciliter l'intégration des résultats de la recherche dans les décisions cliniques en cancérologie. Assez vite, il nous a semblé important de rendre ces recommandations également accessibles aux patients et à leurs proches, afin de mieux les faire participer à la décision clinique. Pour cela, des formats spécifiques des recommandations ont été élaborés avec des patients — une approche très novatrice à l'époque.

En 2009, Thierry Philip, toujours précurseur, m'a proposé de développer une nouvelle thématique : « Cancer et environnement ». À un moment où le monde médical commençait à s'interroger sur les liens entre l'environnement et le développement des cancers, nous avons mis en œuvre une approche innovante, s'appuyant à la fois sur une recherche interdisciplinaire fondée sur des approches épidémiologiques, moléculaires, et l'utilisation de modèles géographiques, mais aussi sur des consultations cliniques. Ainsi, une consultation dédiée aux cancers professionnels, pilote en France, a vu le jour, de même qu'un programme de prévention du surpoids, de l'obésité et de la sédentarité pour les patients atteints de cancer, et un programme de prévention après cancer avec des adolescents et jeunes adultes atteints de cancer.

Enfin, nous avons mis en place un portail www.cancer-environnement.fr conforme aux principes de l'*Evidence-Based Medecine.* Ce portail vise à rendre accessibles des informations scientifiques, compréhensibles et régulièrement mises à jour, sur les liens entre cancer et environnement : 300 fiches de synthèse sont disponibles sur ce portail, consultées par près de 70 000 internautes tous les mois. Le présent livre bénéficie de cette expertise et s'appuie largement sur les informations mises en ligne sur notre portail. Il apporte des repères pour comprendre les risques de cancer et éclairer les choix de chacun : une première étape indispensable au développement d'une culture de prévention permettant à chacun de prendre soin de sa santé.

Béatrice Fervers

Certifié PEFC
Ce produit est issu de forêts gérées durablement et de sources contrôlées.
PEFC™
10-31-3068
pefc-france.org

Coordination éditoriale : Véronique Véto
Responsable de la collection : Anne-Lise Prodel
Édition : Mickaël Legrand / www.vivante-passerelle.net
Maquette, couverture et mise en page : Gwendolin Butter

Imprimé en France par CPI Firmin Didot
N° d'impression : 149580
Dépôt légal : novembre 2018